JN202730

即効リセット！

デスクで1分！

こりをねらってほぐす

筋膜フォーカスリリース

木津直昭 著
KIZUカイロプラクティックグループ代表院長

冬樹舎

はじめに

筋膜リリースという言葉は昨今よく耳にするようになりましたが、かつて、私が筋膜の重要性に着目した頃には、あまり日の目を見ない存在でした。

私が、この筋膜に着目したのは偶然ではなく、必然のことでした。

施術を通して、この筋膜が固まって起こる障害があまりにも多いことに気づいたからです。

そこで「筋膜をリリースすることによる効用」の研究をスタートしました。

それが２０１０年頃です。

その後、２０１２年に『パソコン、スマホで筋肉が癒着(ゆちゃく)する！』を出版いたしました。あれから5年の月日が流れ、書中で予想した通り、残念ながらこの**スマホやパソコンによる障害が増加の一途をたどっています**。

そして最近の研究では、「筋膜の癒着」は筋膜間の「結合組織」に水分がなくなって起こるということがわかってきました。簡単に言えば、**動かしていないと退化して水気がなくなる**ということです。

動かすと言えば、読者の皆様は、日常、いつも同じような動きばかりしていることに気がつきませんか？

たとえば、パソコンのキーボードを打つ時、肘(ひじ)から腕にかけて内側にねじっていますよね？

手を返して手のひらが上向いていては、打ち込めません（そんなキーボードを開発したら面

はじめに

白いけれど、打ちにくいから売れませんね）。

その結果、肘の関節では「内旋（ないせん）」という動きばかりになっています（内旋とは、肘の位置を変えずに内側に回転させる動き）。

すると、一部の筋肉は使わないため短くなり、隣接する筋膜組織は動いていないので、水気がなくなります。そして、痛みや違和感が発生して初めて、筋膜の癒着に気がつくわけです。

「関節を痛めたかな？」「湿布を貼っておこうかな？」――こうして放っておくうちに、ドアノブをまわす、ビンのふたをあけるといった日常の動作で痛みが出るようになるのです。それはたとえば、反対の動き（外旋（がいせん）＝肘の位置を変えずに外側に回転させる動き）をする時には、癒着した部分がうまく起動しないからなのです。


患者さんに接していて、これらの電子機器の使用頻度と比例するように障害の悪化も進んでいると感じます。


一方、このように悪化の一途をたどる障害に対して、試行錯誤しながら筋膜をリリースする方法についても改善を加えてきました。

その結果、自分ででき、症状改善に効果的なセルフリリース法も確立することができました。

それは、たとえば鉄棒にぶら下がって筋膜を伸ばすような方法ではなく、**伸ばしたい筋膜に焦点を絞った「筋膜フォーカスリリース」**です。


ここで強調したいのが、**筋膜が固まることによる、関節への影響です。**筋肉には、ふたつ以上の関節をまたいで付着しているものがあり、これが様々な疾患の原因になっているのです。

本書で、患者さんに行ってもらい、実際に効果のあった筋膜フォーカスリリース法を、特にパソコンやスマホの使用で起こる筋膜の固まりに絞ってご紹介できればと思い、執筆作業に入りました。

ここでご紹介する「ＫＩＺＵ式筋膜フォーカスリリース法」でパソコン・スマホによる障害の緩和や予防ができ、同時に身体に負担が少なく、楽なパソコン・スマホ操作法を体得するきっかけになっていただければ、この上ない幸せであります。

木津直昭

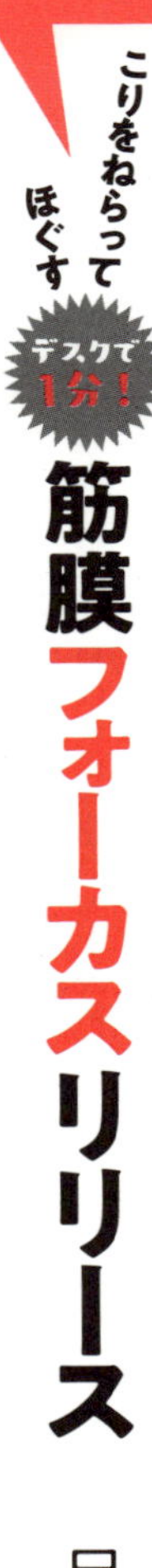

目次

第1章　ピンポイントで効く「筋膜フォーカスリリース」

第2章　スマホ、パソコンで筋・筋膜は大ダメージ

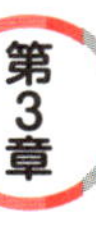

第3章 放っておいてはいけない！ 固まった筋膜が痛み・こりを生む

第4章 カンタン！「筋膜フォーカスリリース」症状別メソッド

危険！　やってはいけないストレッチ

第6章

癒着のもと、「ねじれ」を正す仕上げ「スクリューフォーカスリリース」

《staff》
デザイン　佐藤遥子
撮影　豊島正直
モデル　MARIE
ヘアメイク　市川裕子(B-by-C)
イラスト　中川原 透
レントゲン画像撮影協力
辻 壮市(聖路加国際病院整形外科医長)　売野智之(寿町クリニック院長)

《参考資料》

Jean-Claude Guimberteau, Colin Armstrong著
『人の生きた筋膜の構造　内視鏡検査を通して示される細胞外マトリックスと細胞』
(医道の日本社)

Michael J.Alter 著
『柔軟性の科学』
(大修館書店)

Thomas W.Myers 著
『アナトミー・トレイン第3版—徒手運動療法のための筋筋膜経線』
(医学書院)

Robert Schleip, Thomas W.Findley, Leon Chaitow, Peter A.Huijing 著
『人体の張力ネットワーク　膜・筋膜—最新知見と治療アプローチ』
(医歯薬出版)

Phil Page, Clare C.Frank, Robert Lardner 著
『ヤンダアプローチ―マッスルインバランスに対する評価と治療』
(三輪書店)

Carla Stecco著
『筋膜系の機能解剖アトラス』
(医歯薬出版)

Frank H. Netter著
『ネッター解剖学アトラス原書第６版』
(南江堂)

第1章

ピンポイントで効く「筋膜フォーカスリリース」

普通のリリース法とはココが違う
──伸ばしたい筋膜にターゲットを絞る

本書で取り上げる**筋膜フォーカスリリースとは、固まった筋膜にターゲットを絞ってほぐす独自のリリース法**です（「リリース」とは「解放する」とか「解きほぐす」という意味）。

ここで言う筋膜とは、後ほど詳しく説明しますが、一言で言えば、**全身の筋肉を覆（おお）っている膜**をさします。

なぜ、このリリース法が重要なのでしょう？

私は時々、企業セミナーなどに招かれて講演することがあるのですが、そういった場で実施するアンケートで現代人が長時間、ほとんど動かない生活を送っていることが浮き彫りになってきました。

デスクワーカーは平均１日12時間以上座っていることも珍しくありません。リタイアしたシニア層にも同じ傾向が見られると思います。

もしかすると、勉強漬けの子供たちも同じかもしれません。

現代社会では、座ること、動かないことを余儀（よぎ）なくされています。そんな生活を送るうちに、人間は同じ動きばかりするようになりました。

その結果、関節の動きが減少し、伸びる機会を失った筋膜ができてしまったのです。

企業セミナーのアンケートから、デスクワーカーの80～90％の方が首や肩のこり、50～60％の方が腰痛を感じながら日々仕事に向かっている事実も明らかになっています。

これらの症状改善に筋膜フォーカスリリースが効果的であることは、のべ15万人の患者さんをみてきた30年の臨床経験からも明らかです。

筋膜フォーカスリリースで最も重要なのは、筋膜をリリースしながら弱くなった筋群を働かせ、姿勢もよい状態にキープすることです。

具体的には、腕や胸の筋膜を伸ばす時、足の筋膜を伸ばす時、すべて体幹を意識して行います。そうすることにより、伸ばしたい筋膜にターゲットを絞って伸ばすことができるのです。

それが「筋膜フォーカスリリース」です！

筋膜とはどんなもの？
――すべての内臓、器官を包み込んで結びつけるネットワーク

これまでたびたび登場した「筋膜」。筋膜とはそもそもどんなものでしょうか？

専門書によると、筋膜は「すべての臓器、筋、神経及び小さな筋線維までをも包み込みかつ結びつけ、人体における連続的な張力ネットワークを形成している」とされています。張力ネットワークとは張り巡らされたつながりと言い換えられるでしょう。**筋膜は、一言で言えば、組織を包み込むとともに、組織をつなぎ合わせる役目も果たしている**のです。

筋膜と名のつくものは、人体にはたくさんあります。

また、専門的になりますが、筋膜張筋や腸脛靭帯（ちょうけいじんたい）など筋肉や靭帯として作用しているものもあり、どこまでが筋膜なのか、わかりにくく、定義しにくい組織でもあります。

皮膚と筋肉周辺の筋膜を整理すると、次のようなものがあります（下のイラスト参照）。

1. 浅筋膜
2. 深筋膜
3. 筋外膜
4. 筋周膜

【筋膜はここにある】

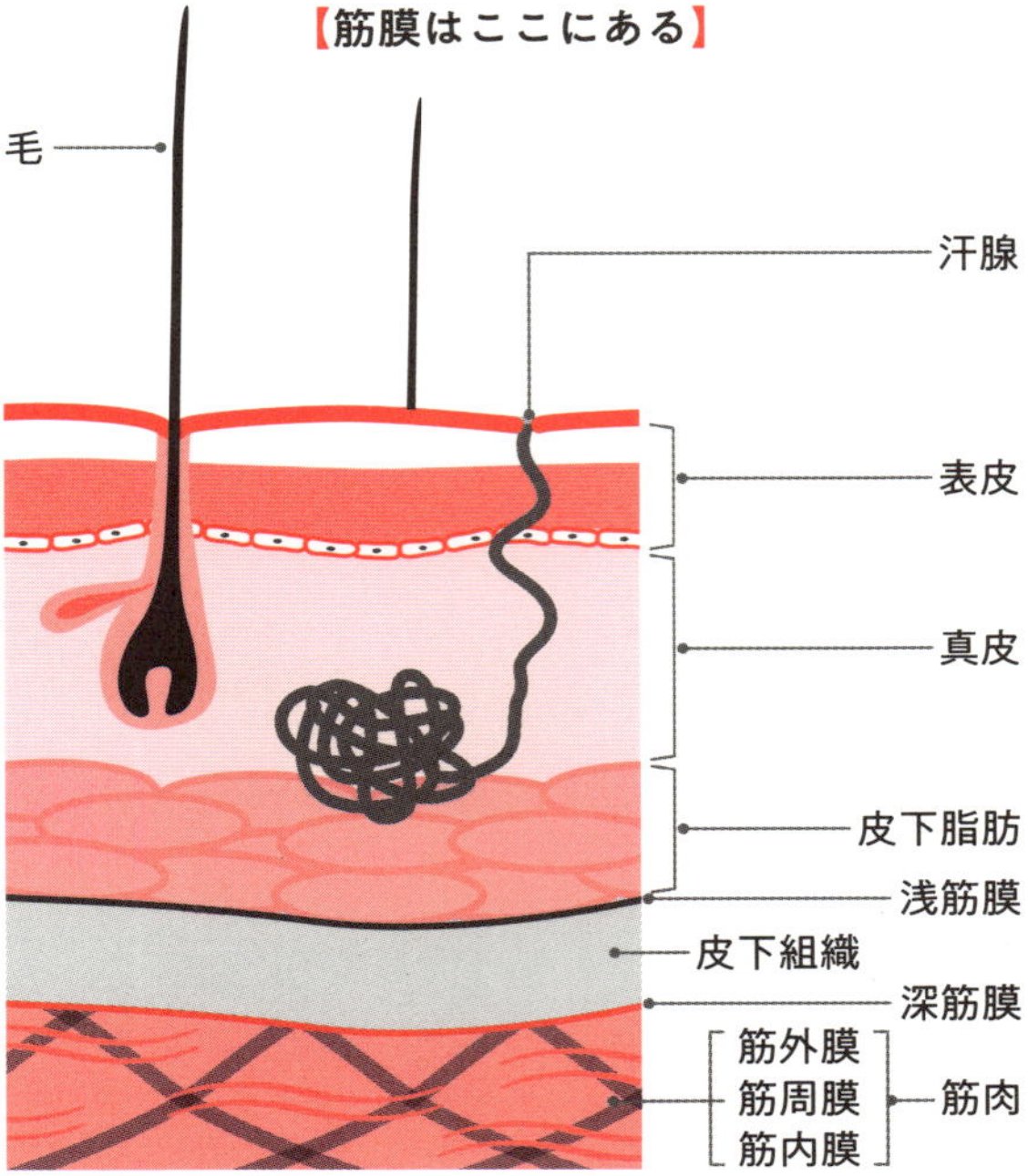

毛
汗腺
表皮
真皮
皮下脂肪
浅筋膜
皮下組織
深筋膜
筋外膜
筋周膜
筋内膜
筋肉

5. 筋内膜

本書で取り上げる「筋膜フォーカスリリース」で特に重視したいのは、深筋膜です。深筋膜は、筋肉をボディースーツのように覆っています。そしてその内側に筋外膜があり、筋線維と密着しています。

これらの膜は、単一の筋肉・関節に関与するだけではなく、膜でつながる筋肉へと連続的な張力ネットワークを形成しているのです。

ストレッチは主に身体の部位をそれぞれ面としてとらえ、直線的にかつ均一に伸ばすというイメージです。

このストレッチと違って、**筋膜フォーカスリリースは、癒着した筋膜組織（高密度化した筋膜組織）に焦点を合わせて、身体のつながりを意識して様々な方向へジワジワ伸ばす**イメージです。

皆さんは、デスクワークやスマホ操作など様々な生活習慣で筋膜を固めてしまっています。

特に、同じ動作によって固まった筋膜組織は累積赤字（るいせき）が蓄積していくように、癒着も蓄積するのです（ここで言う癒着とはけがや手術後の癒着や組織の瘢痕（はんこん）とは別のものです）。

その結果、関節の機能障害を起こし、慢性的な痛みやこりの原因になってしまいます。

まずは、「論より証拠！」。言葉で説明するより、実際にご自身の筋膜の固まりを実感してみましょう！

【筋膜が癒着すると筋肉の動きが悪くなる】

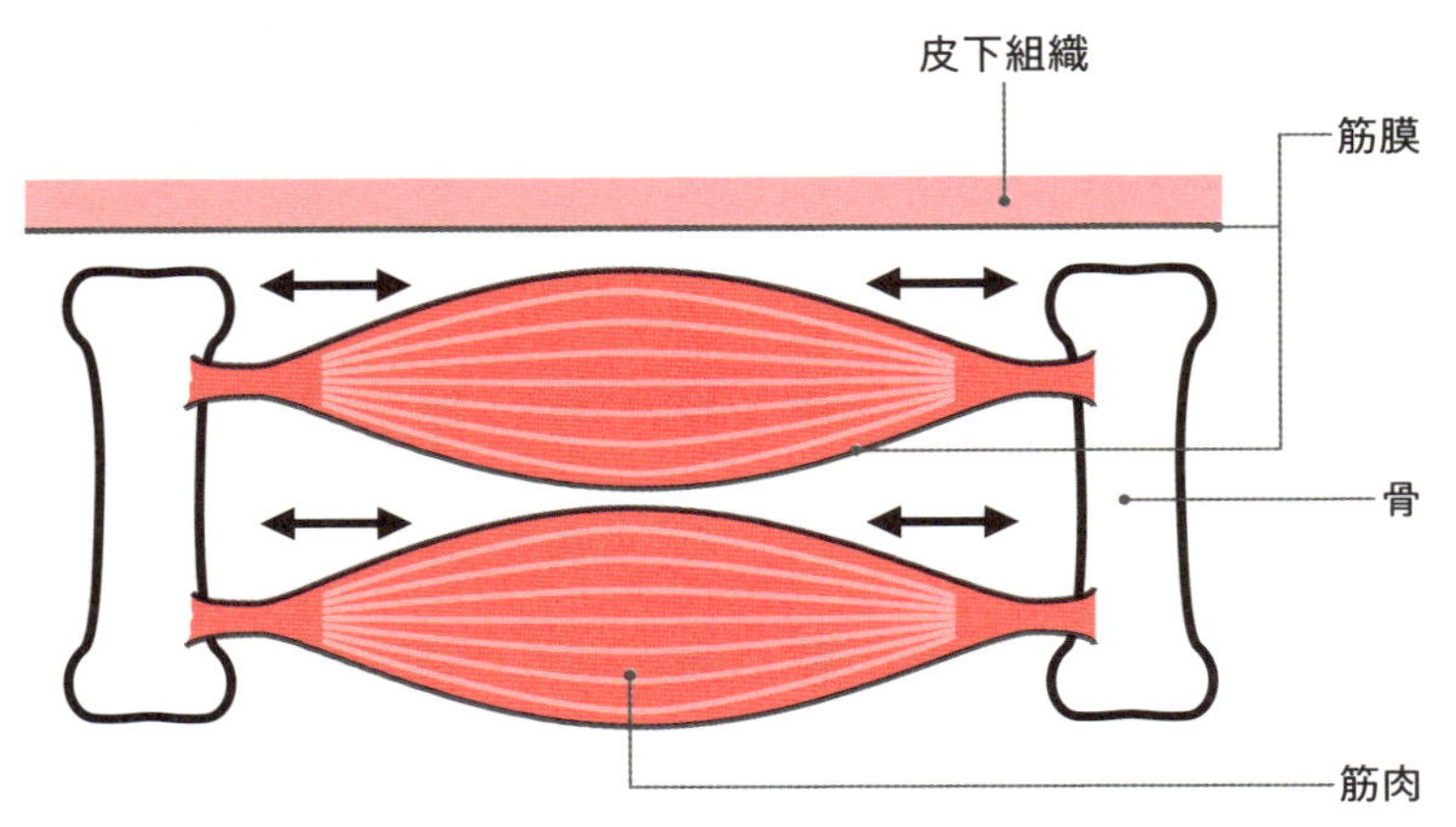

癒着がない状態では、筋肉はスムーズに動くことができます。

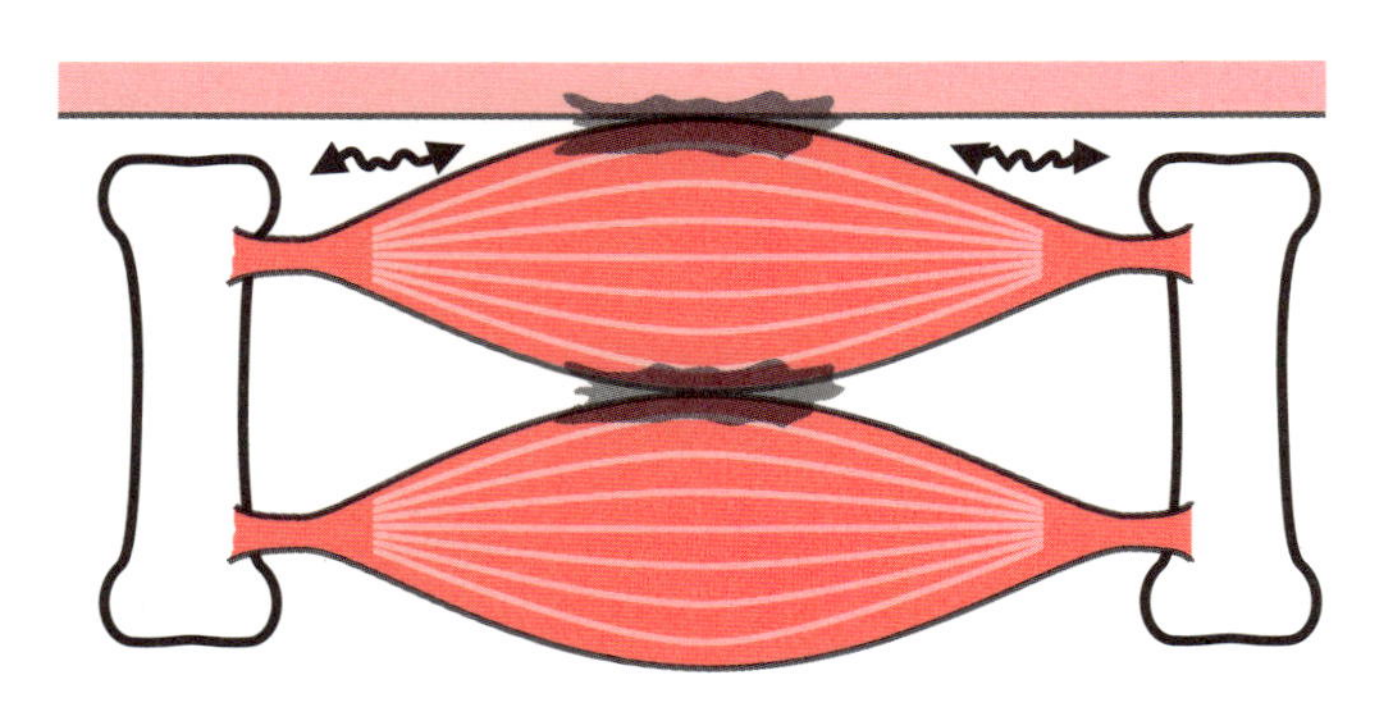

筋肉と筋肉の間にある筋膜が癒着すると、筋肉の動きが悪くなります。

あなたの筋膜は固まっていないか？

――筋膜固まり実感テストをしてみましょう！

左右どちら側の筋膜が固まっているか、テストしてみましょう。

両手を頭の上に伸ばして、左右の腕を耳の横につけてみてください。

その時に正面から見て鏡に映すか、誰かに見てもらうなどして、腕が前にも後ろに行かずに真上に上がっていることを確認してください。

どちらの腕が耳につきやすいですか？

耳につきにくい、と感じるほうが固まった側です。

このテストでわかるのは、以下の４つの筋膜に問題がある可能性があるということです。

1. 肩甲骨と腕を連結する筋膜
2. 肩甲骨と胸郭（きょうかく）（胸部の骨格）を連結する筋膜
3. 肋骨（ろっこつ）と骨盤を連結する筋膜
4. 頚椎（けいつい）と肩甲骨を連結する筋膜

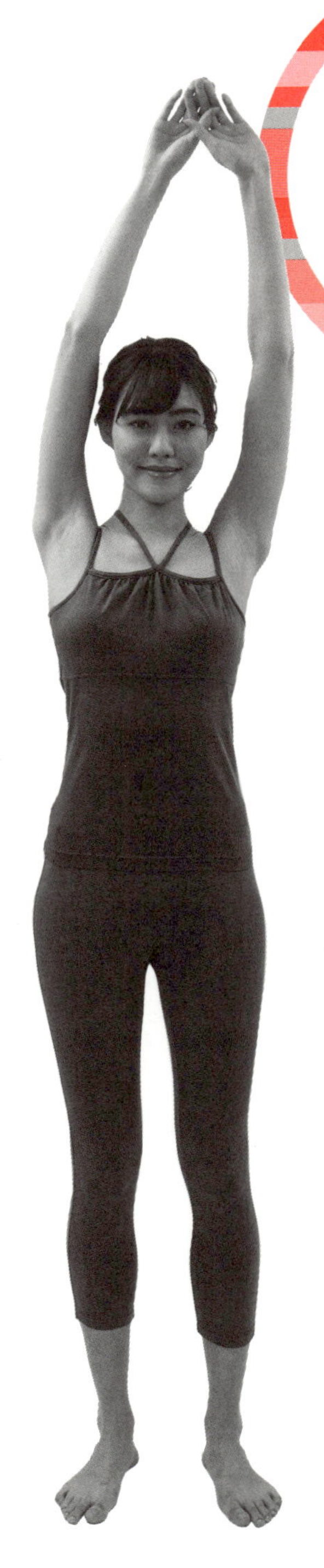

あなたの筋膜は固まっていないか実感テストをしてみましょう

腕をまっすぐ真上に挙げて、左右の腕を耳の横につけてみます。つきにくいと感じるほうが、筋膜が固まった側です。

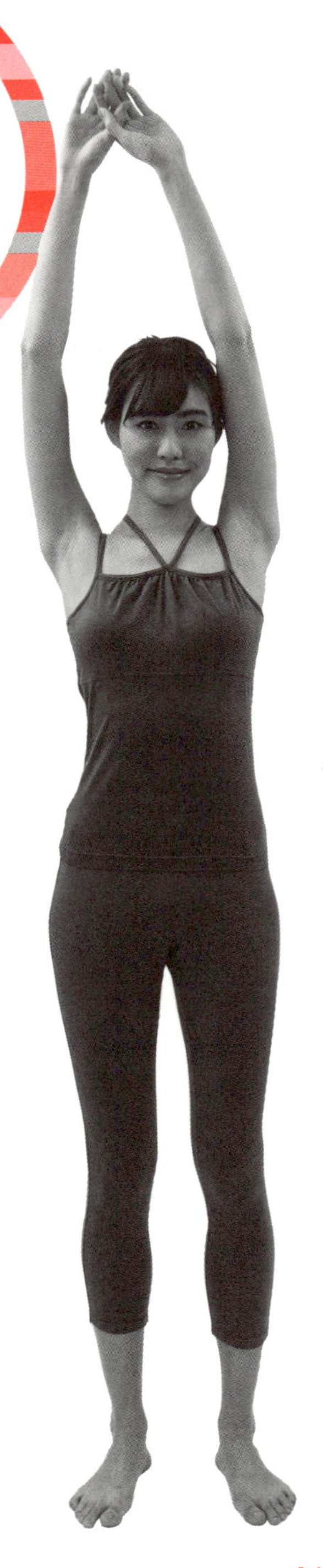

つまり、1～4のどこかがが伸びにくいことを意味しています。

さらには、もうひとつの可能性として、どこかの関節に機能障害が生じていることも考えられます。

それは、1から4の筋膜が伸びないことによる影響や神経的な問題で関節自体に障害が生まれたケースです。

【関節にまたがっている4つの筋膜】

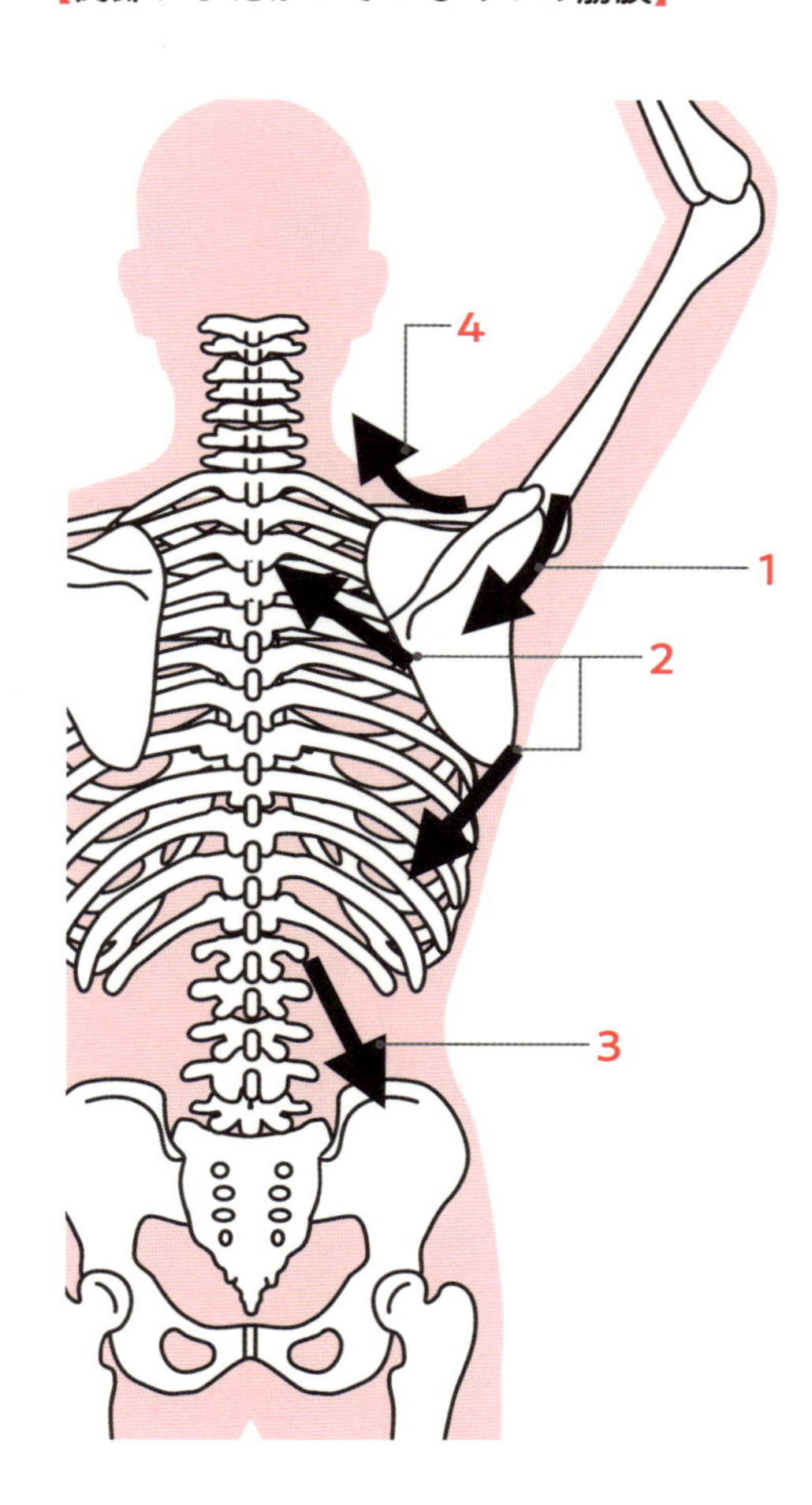

1．肩甲骨と腕を連結する筋膜
2．肩甲骨と胸郭（胸部の骨格）を連結する筋膜
3．肋骨と骨盤を連結する筋膜
4．頚椎と肩甲骨を連結する筋膜

肝心なのは「フォーカス」すること

では、その固まった側の手首を反対の手で持って、上方に引き抜くようにしてください。肩甲骨から腕を引き離すようなイメージです。

腕を引き抜こうとすると、肩甲骨と腕は離れることなく、肩甲骨が背中から離れる感覚を感じたり、腰のあたりが伸ばされるような感じになるかもしれません。

また、座って行う時と立って行う時では、伸びる部位が違ってくるかもしれません。

こういった動きでは、伸びやすいところだけが伸びて、伸びにくいところは、びくともしていません。

日常の動作では、関節は限定した動きをしていることが多く、動かない部分の筋膜には癒着が発生しています。そのため、伸びやすいところと伸びにくいところができているのです。癒着は、様々な障害のもととなります。

これも多くの患者さんの施術を通してわかったことですが、固まっている筋膜は、簡単には伸びません。そのため、ストレッチなどをしても、伸びやすいところが伸びるだけで、本人が満足しているケースが多いのです。それでいて、障害の原因になっているところは伸びていません。

一般的なストレッチでは、肝心な部分が伸びていないことも…

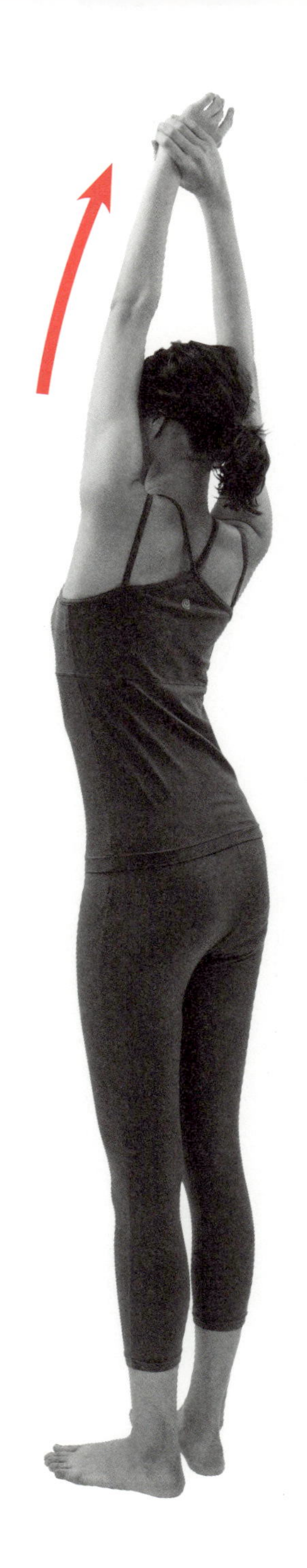

手首を反対側の手で持って、上のほうに引き抜くような気持ちで引き伸ばします。腕を肩甲骨から引き離すようなイメージです。この動きでは、伸びやすいところが伸びるだけになっている可能性もあります。

筋膜は、全身に及んでいます。大切なのは、どこの筋膜が固まって伸びない状態になっているのかを知ることです。

ぶら下がり健康法でも解決しない

40年以上前の話ですが、その昔、鉄棒にぶら下がる健康法が流行（はや）りました。中高年の皆さんにはなじみが深く、「ウンウン」とうなづいてくれるかもしれません。

鉄棒にぶら下がる健康法は、まさしく筋膜をリリースする方法のひとつだったと思います。ぶら下がれば、全身がダラーンとして、どこかが伸びます。これがリリースされる感覚になるのです。

ところが、です。ぶら下がって体重がすべてかかった腕で棒を握っていますから、伸ばされる部位は限定されます。

そう、当然、伸びやすいところだけが伸びて、逆に固まっているところは伸びません。

固まっていない部分だけが伸びて、固まっている硬いところが伸びないというやり方で、不調は改善するでしょうか？

たとえば、反った腰は反った方向に行きやすい傾向があるので、鉄棒にぶら下がった状態では、お腹の弱いところが伸びる一方、反った腰は伸びずに反ったままか、ますます反っていきます。

また、腕で支えていますから、腕から肩甲骨が伸びることは十分実感できます。全体のバランスがいい人であればそれでもかまわないのですが、日々の生活の中で使っているところと使っていないところができてしまっている人では、伸びるべきところが伸びていないのです。

筋膜をリリースする上で重要、かつ効果的なのは、固まった部分にフォーカスすることです。

パソコン、スマホが限定した固まりをつくっている

繰り返しになりますが、骨格・筋膜の状態に問題がなければぶら下がり健康法でも効果があると思います。障害や症状を起こすのは、どこかが伸びにくく固まった状態になっているということです。

その異常が、近年は本書で取り上げるスマホやパソコンを長時間使う身体で起きているのです。

これは、ウィンドウズ95が発売された時期から始まったと思います。あれから22年の歳月が流れています。

私と同年代の50代の方は、22年間パソコンと向き合い、ここ10年はスマホが手放せなくなっています。40代でもパソコンは15年以上使っているはずです。

多くの皆さんが日々肩や首がこったり、背中や腰が痛んだりしているのは、当然と言えば当然のことでしょう。その原因は、この筋膜の固まりのせいと言っても過言ではないのです。

第2章

スマホ、パソコンで筋・筋膜は大ダメージ

スマホ使用で固まるのはこの筋膜

皆さん、スマホを長時間使用した後に、どこかが辛くなったり、痛みが出た経験があると思います。

その部位は、首でしょうか？　肩でしょうか？

腕や指が痛くなるかもしれません。

頭が痛くなったり、締めつけられる感じになったことはありませんか？

めまいに襲われたり、気分が悪くなった覚えがある方も少なくないでしょう。

よく見られるスマホ操作の姿勢では筋膜が固まり、これらの症状を誘発する可能性があります。

具体的に、どの筋膜が固まるのか検証しましょう。

左ページ、上のイラストのような姿勢が、電車の中などで見かける一般的なスマホ姿勢です。

この姿勢では、次の６つの部位の筋膜が固まります。

①首から肩へのつながり（後方部分）
②首の前方部分

スマホ姿勢でこわばる6カ所の筋膜

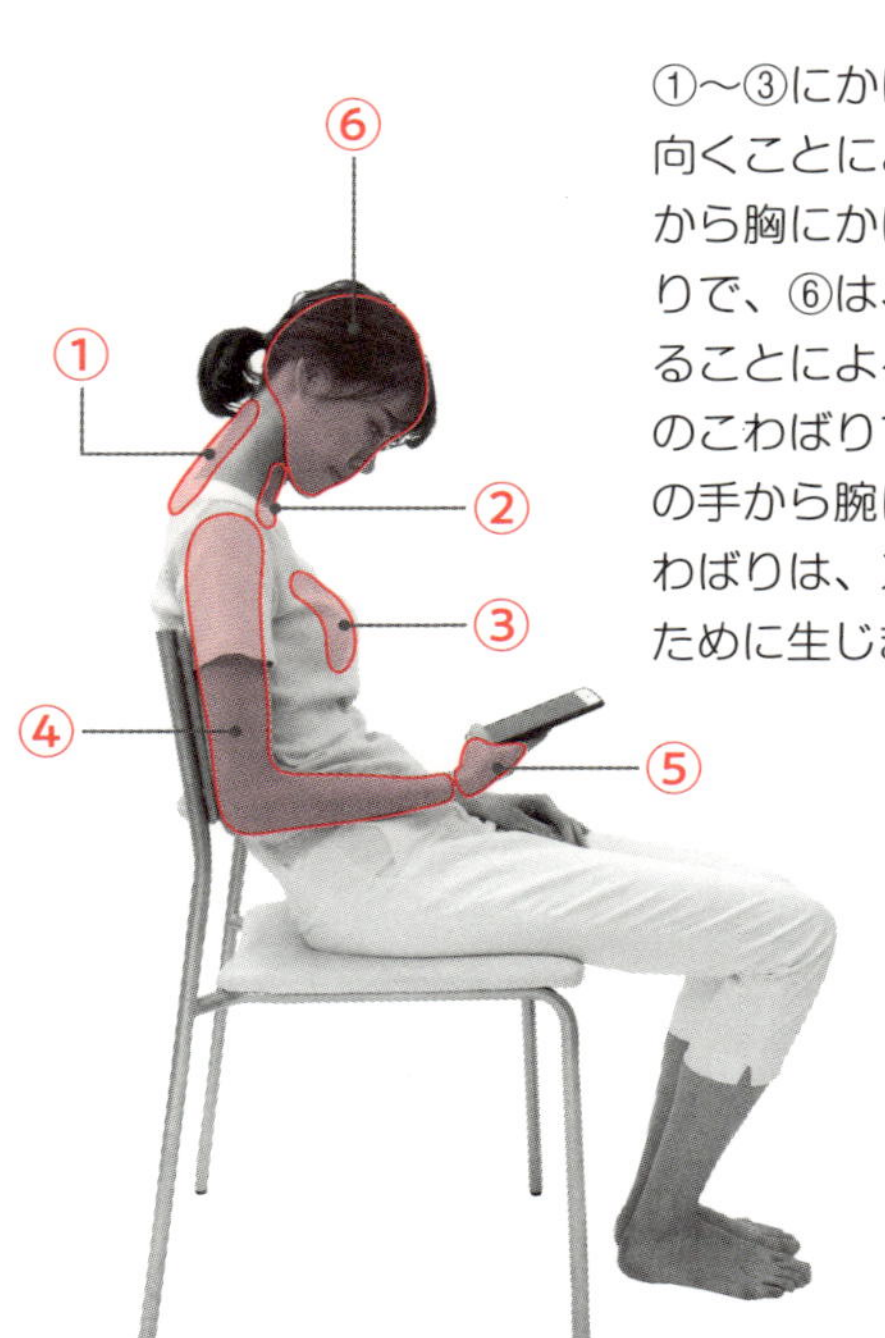

①〜③にかけては、下を向くことにより生じる首から胸にかけてのこわばりで、⑥は、目を酷使することによる頭から顔面のこわばりです。④〜⑤の手から腕にかけてのこわばりは、スマホを持つために生じます。

スマホを操作する時はこの姿勢で

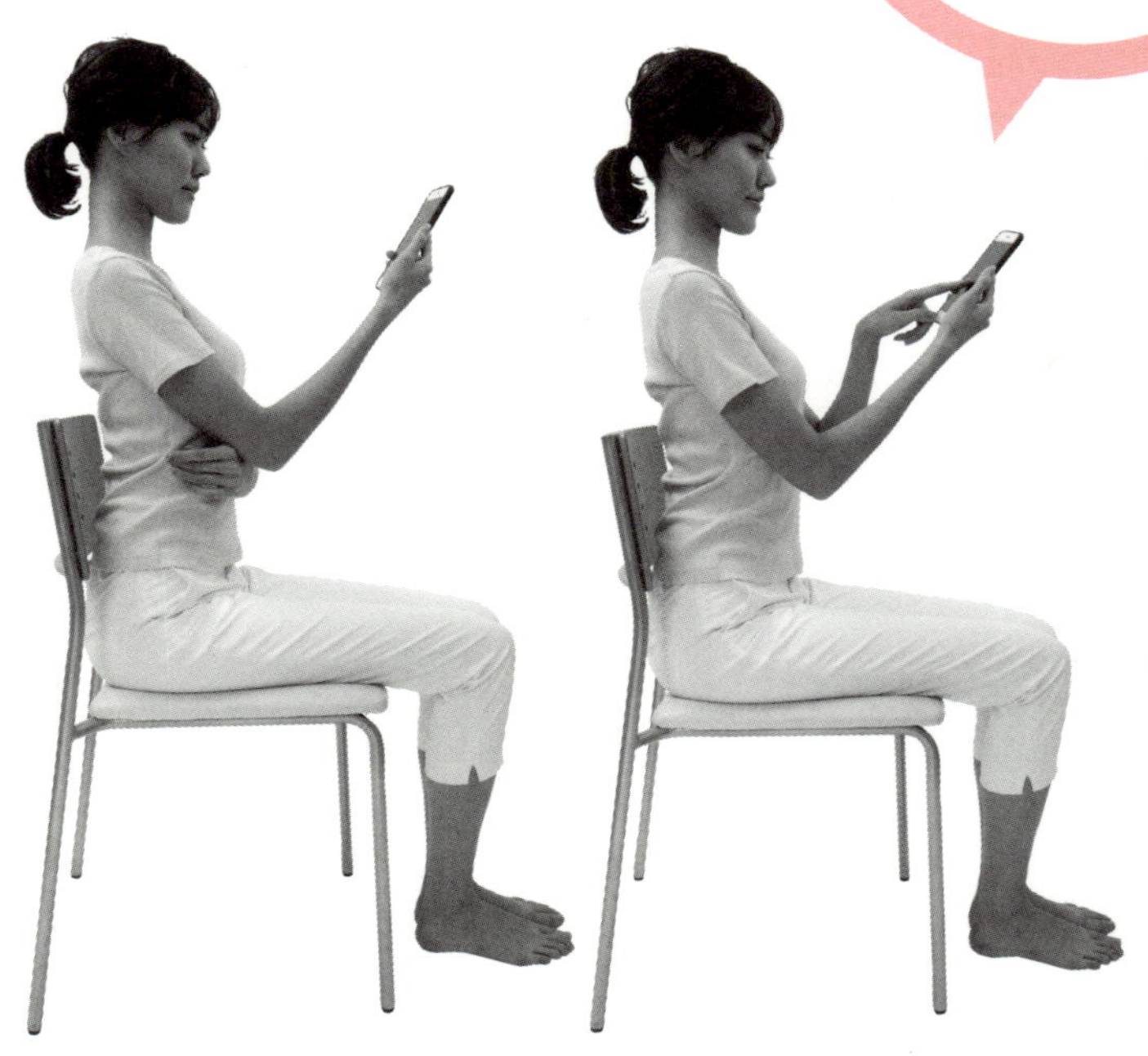

上記の6つのこわばりを軽減するには、このスマホ姿勢がオススメです！
やり方は簡単！　スマホを持つ手の肘を90度に曲げて、反対側の手の甲を肘の下に添えて胸に置き、背筋を伸ばします。電車の椅子などでは、背もたれにつくくらい深く腰かけると、楽にこのスマホ姿勢ができます。

③胸
④腕
⑤手首～指
⑥目・頭・顔

パソコンの長時間使用でこの筋膜が固まる

パソコンを長時間使用した後にも身体のどこかが辛くなったり、痛くなったりした経験があると思います。

パソコンの場合は、スマホより長時間作業するケースが多いので、症状が出る部分は、スマホの場合より多くなってきます。

左ページ図のように、企業3社の社員の方を対象としたアンケートでは、肩こりや首こりが約80％の方に、腰痛や背中のこりや痛みは約50％の方に発症しています。

腕が上がらない（四十肩）、腕から手がしびれるといった症状を訴える方も少なくありません。

特に、パソコン作業では長時間座っているので、腰から足にかけて症状を誘発させる筋膜の癒着が生じる可能性があります。

左記の①~⑧が、パソコンの長時間使用によって癒着が生じる部位です。

①~⑥に関してはスマホ操作と同様ですが、パソコン作業では、さらに下半身の筋膜にも影響が及ぶと考えています。

つまり、①から⑥に加えて、⑦、⑧の部分の筋膜も固まるのです。

①首から肩へのつながり（後方部分）
②首の前方部分
③胸
④腕
⑤手首~指
⑥目・頭・顔

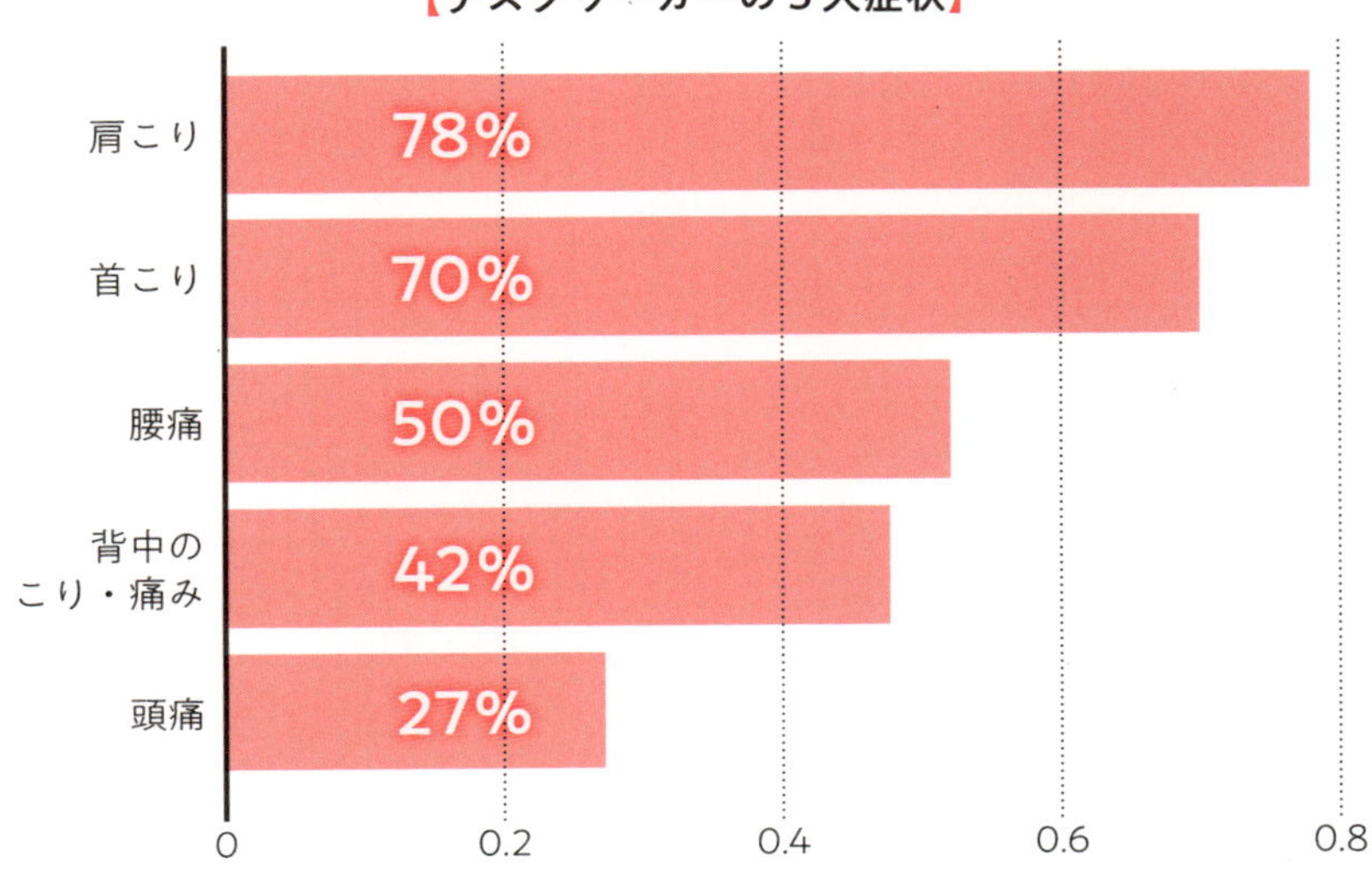

⑦背中~腰
⑧股関節~足

また、デスクワーカーの座り姿勢を研究した結果、左ページ以下のように特徴的な座り方があることがわかりました。

さらに、男女別に異なった座り姿勢になりやすいことも明らかになっています。

それぞれの座り姿勢によって、異なった筋膜が固まることになります。

猫背座りと背中座りなど「猫背」グループに分類されるタイプは、お腹側が固まりやすくなり、スフィンクス座りやチョコン座りなどの「反り腰」グループでは、腰から背中にかけて固まりやすくなります。

次章では、筋膜が固まるとなぜ、痛みやこりが生じるのか、解説いたします。

いつのまにか
こんな姿勢に
なっていませんか？

代表的な５つの悪い座り姿勢

【猫背座り】

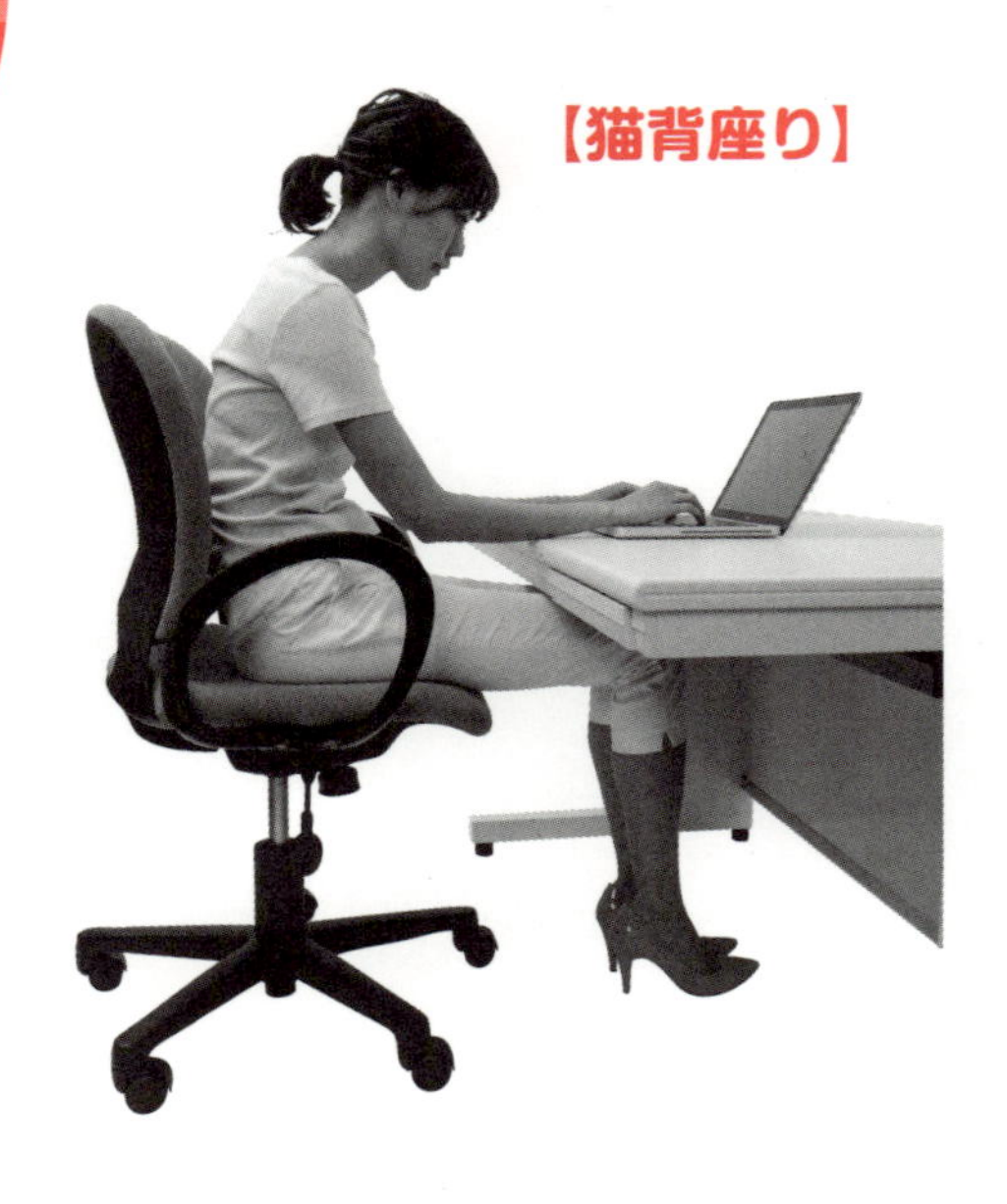

猫背座りでは、背中が丸まり、顔の位置が前に行き、肩も前に出てしまいます。この姿勢は、近年多い「ストレートネック」や「巻き肩」（これらについては後述します）を生じさせ、辛い肩こりや頭痛などの原因になっています。

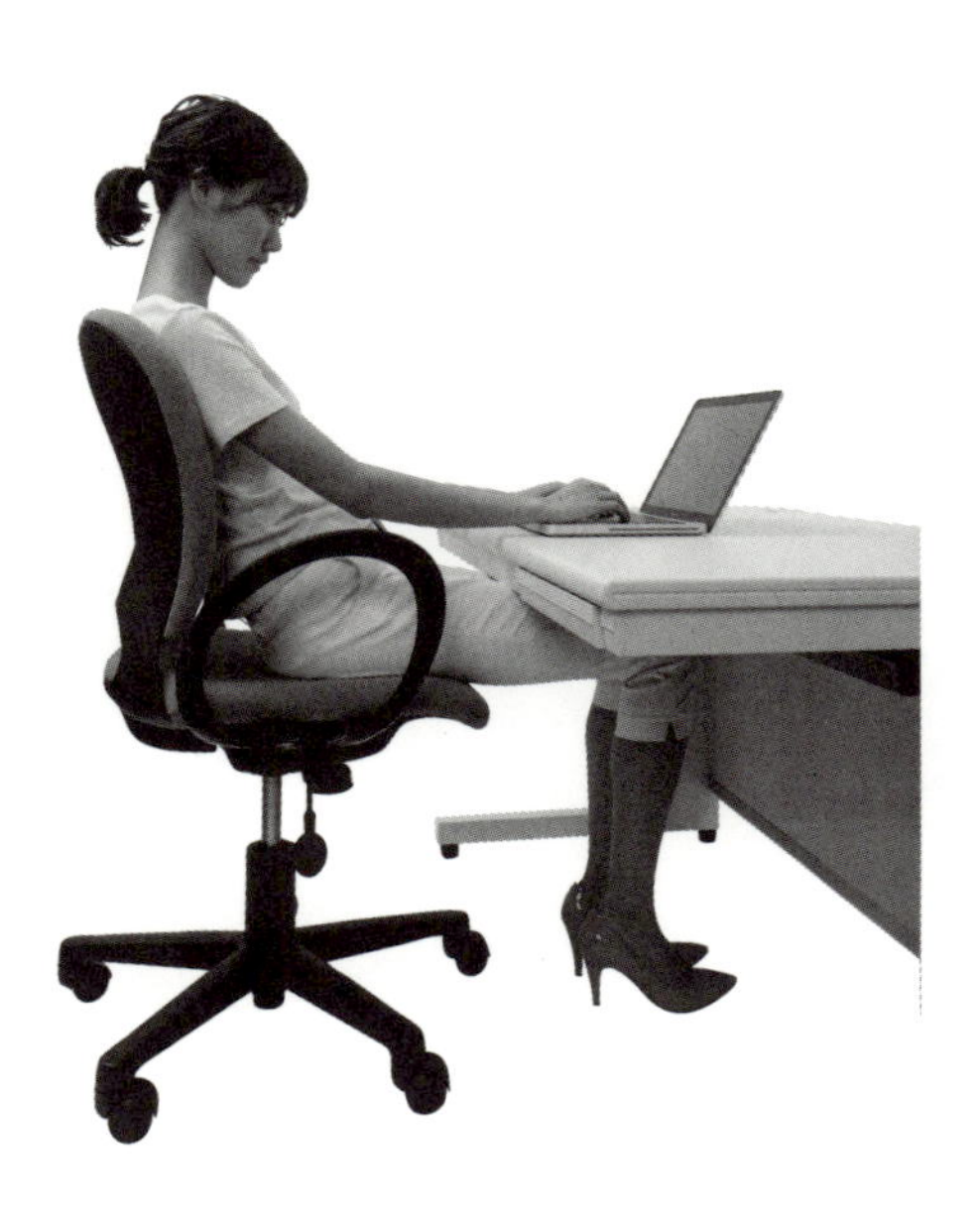

【背中座り】

この背中座りは、男性に多い座り方です。お尻が前にすべり、半分寝ているような姿勢になります。骨盤の後傾が強くなり、腰痛や背中痛の原因になり、肩こり・首こりの症状も深刻になります。

【スフィンクス座り】

女性に多い座り方です。一見、よい姿勢に見えますが、亀が首を縮めるようにして肩が上がります。この状態により、首から後頭部、そして肩から背中にかけてこり固まります。

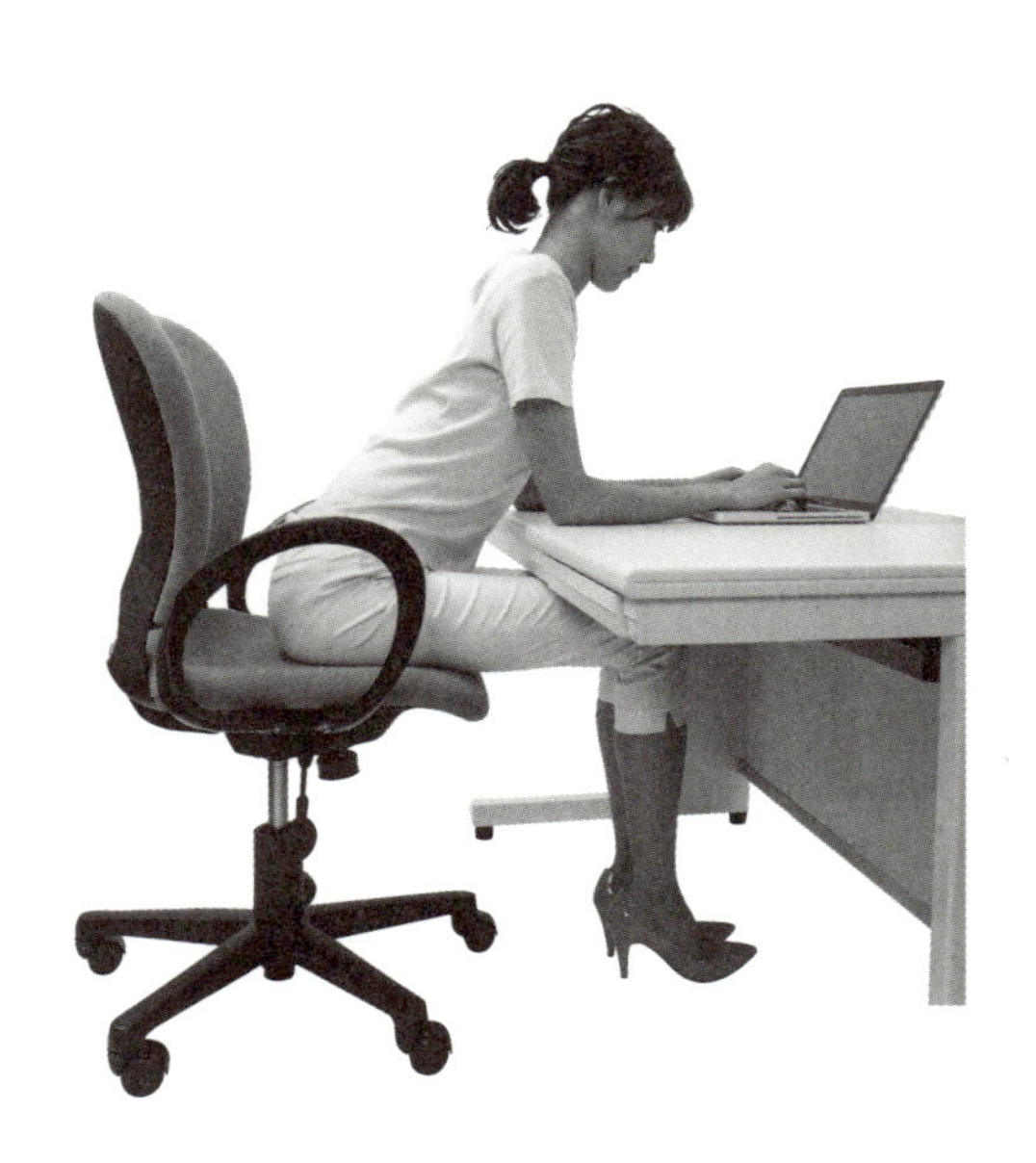

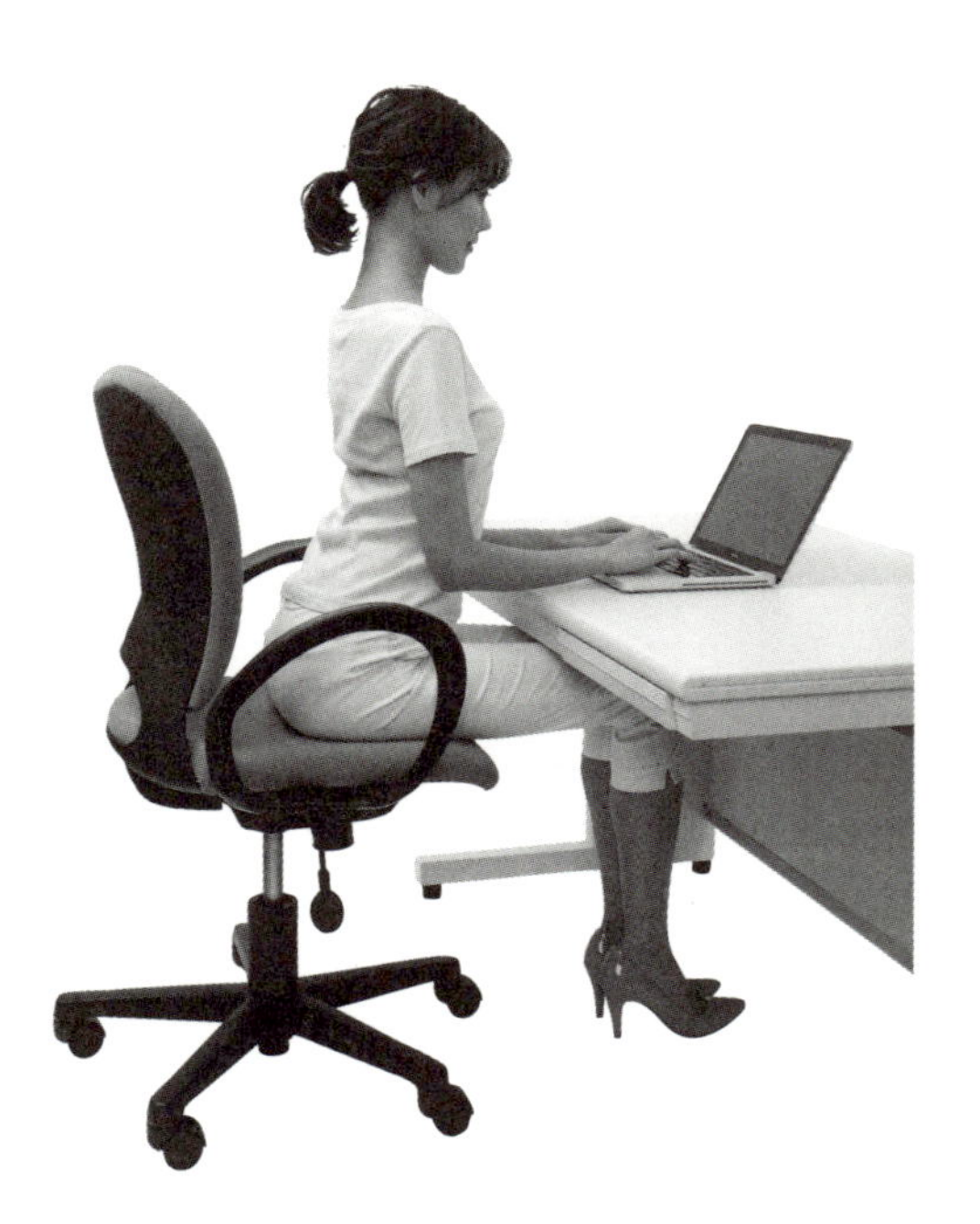

【チョコン座り】

これも、女性に多い座り方です。椅子の前にチョコンと座り、腰を反らし気味で座ります。腰、太もも、足のつけ根に負担をかけ、腰痛や足のむくみなどの症状が出やすい座り方です。

【ボディースリップ座り】

この座り方は左右どちらかに身体をスリップさせるので、骨盤がねじれます。頬杖をついたり、足を組んだりしてバランスをとろうとします。身体の柔らかい女性に多く、腰痛や股関節痛の原因になります。

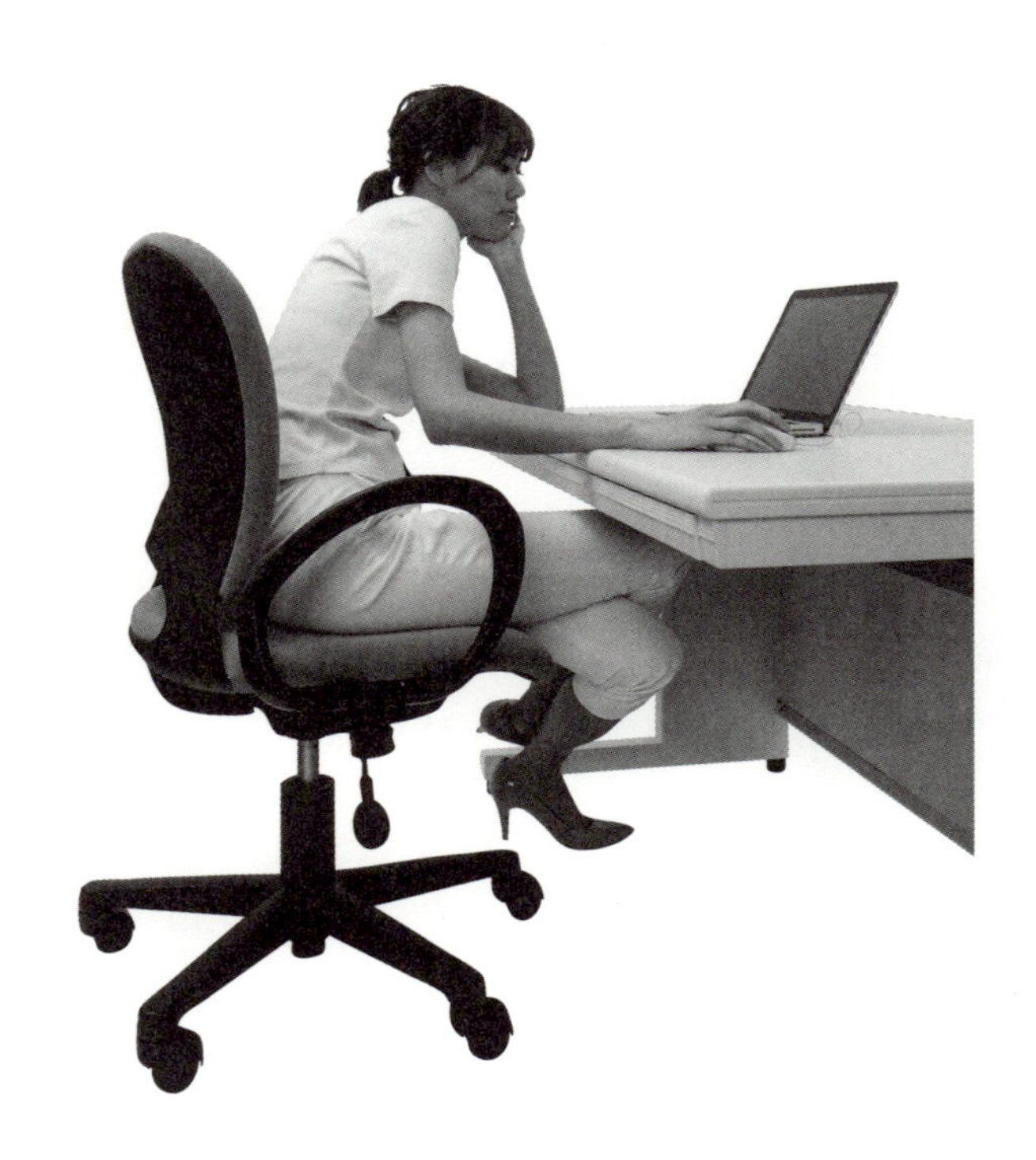

筋膜フォーカスリリースを体験した医師から①

スポーツで痛めた左肩が5分の施術で自由に動くように…科学的手法による治療法の確立に協力しています

東京大学医学部附属病院地域医療連携部助教・循環器内科　医学博士
稲島 司

多くの医師は、カイロプラクティックに対してその効果に疑問を持っているのが現状です。

私も、木津先生にお会いするまでは懐疑（かいぎ）的でした。

しかし、先生の施術を受けてその考えは一変いたしました。

私は10代の頃にバレーボールやスノーボードで左肩を痛め、その痛みが慢性的に続いていました。

特に、左肩は外旋と呼ばれる動き（肘の位置を変えずに外側に回転させる動き）がまったくできなくなり、電車の吊り革にはつかまれず、雨の日や寒い季節には動かさなくても痛みが続いていました。

友人の整形外科医にみてもらったりＭＲＩを撮ったりしても原因は明らかでなく、湿布やマッサージでごまかしていました。

木津先生に出会った際に「ちょっと試してみよう」くらいの考えで治療をしてもらったのですが、ものの5分程度の施術でうそのように痛みが消え、その後4年が経過しましたが、まったく痛みもなく左右とも肩関節は自由に動きます。

木津先生にもっと早く出会っていれば、と思っています。その時に施術してもらったのがこの「筋膜フォーカスリリース」です。

その後、手首や肘が痛んだ時にも同様の筋膜フォーカスリリースの施術をしてもらっていますが、即効性があり、その効果にはいつも驚かされています。

そして現在の私は、カイロプラクティックについて肯定的立場におります。

普段、循環器内科の外来で肩や腰の痛みを訴える人はそれほど多くありませんが、よくお話を聞くと、実は気になる症状があるという人がほとんどです。

そういった方々に木津先生を紹介することもありますが、彼らは驚きをもって治療効果を報告してくれますすし、紹介した私も感謝してもらえます。

ただ、医学の世界では大人数の症例に対して行った治療を長年にわたって観察し、効果を統計学的に評価してエビデンスを構築するのが標準的になっています。

しかし、現時点ではカイロプラクティックにエビデンスと言える効果は証明されていません。

木津先生はこの現状に対し、科学的な手法を用いて治療法を確立する活動もされていて、私も医学者の立場からも応援しています。

木津先生とは共著で『血管を強くする歩き方』（東洋経済新報社）を出版する仲となり、この本は大変な反響をいただき、セミナーや執筆の依頼が相次ぎました。

今後、木津先生のような国際基準の教育を受けた（WHO＝世界保健機関ガイドラインの教育基準を満たした）カイロプラクターが増えて、医療に貢献していただくことを熱望しております。

第3章

放っておいてはいけない！
固まった筋膜が痛み・こりを生む

固まった筋膜がなぜ、痛みやこりの原因になるのか？

筋膜が固まっただけで辛い症状が出る可能性は低い、と考えられます。

ではなぜ、辛い痛みやこりが生じるのでしょうか？

それは、「関節」が存在しているからです。

ひとつの例として、足の筋膜を取り上げて解説します。

左ページのイラストは、太ももの筋肉（大腿直筋（だいたいちょっきん））です。

少し専門的なお話になりますが、この筋肉は２つの関節（股関節と膝関節）を越えて筋肉が付着しています。


この筋膜が固まるとどうなるでしょうか？

１．この太ももの筋膜が固まると、膝を後方に曲げにくくなります。（左ページのイラスト１）
２．太ももを無理に伸ばそうとすると、関節をゆがませる（関節がずれる）結果になります。（イラスト２）
３．その結果、反対側（太ももの裏側の筋肉）の筋肉が働きにくく（収縮しにくく）なります。（イラスト３）

筋膜が関節の動きを左右する

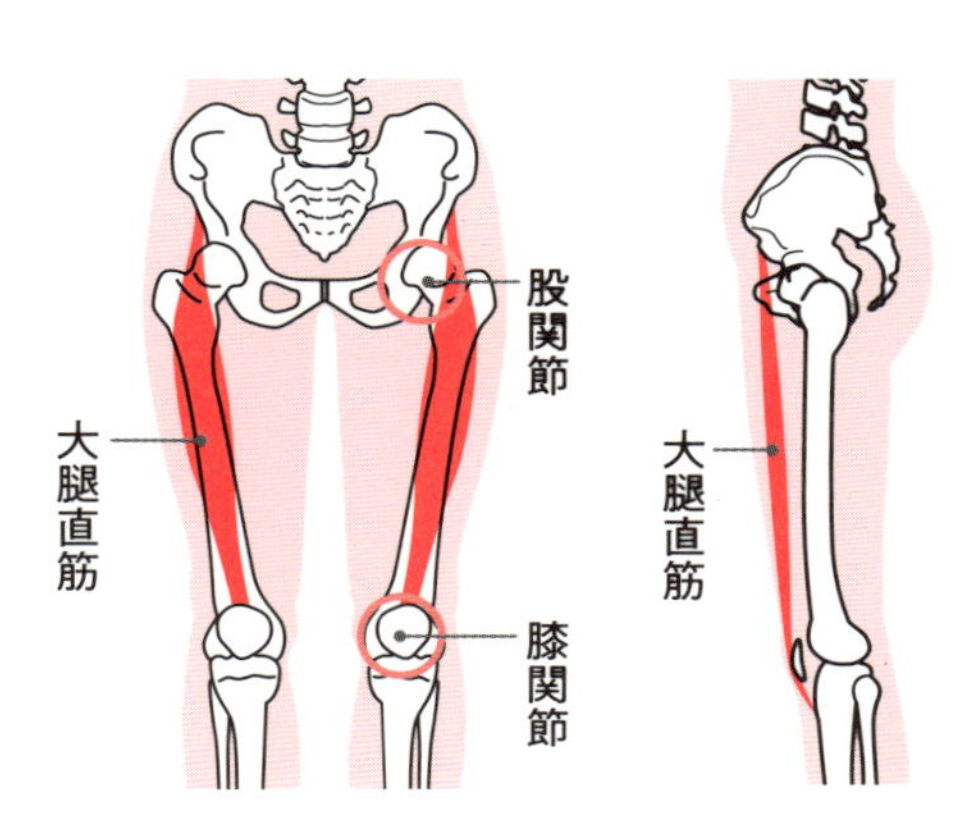

大腿直筋は太ももの筋肉。股関節と膝関節を越えて付着している筋肉です。

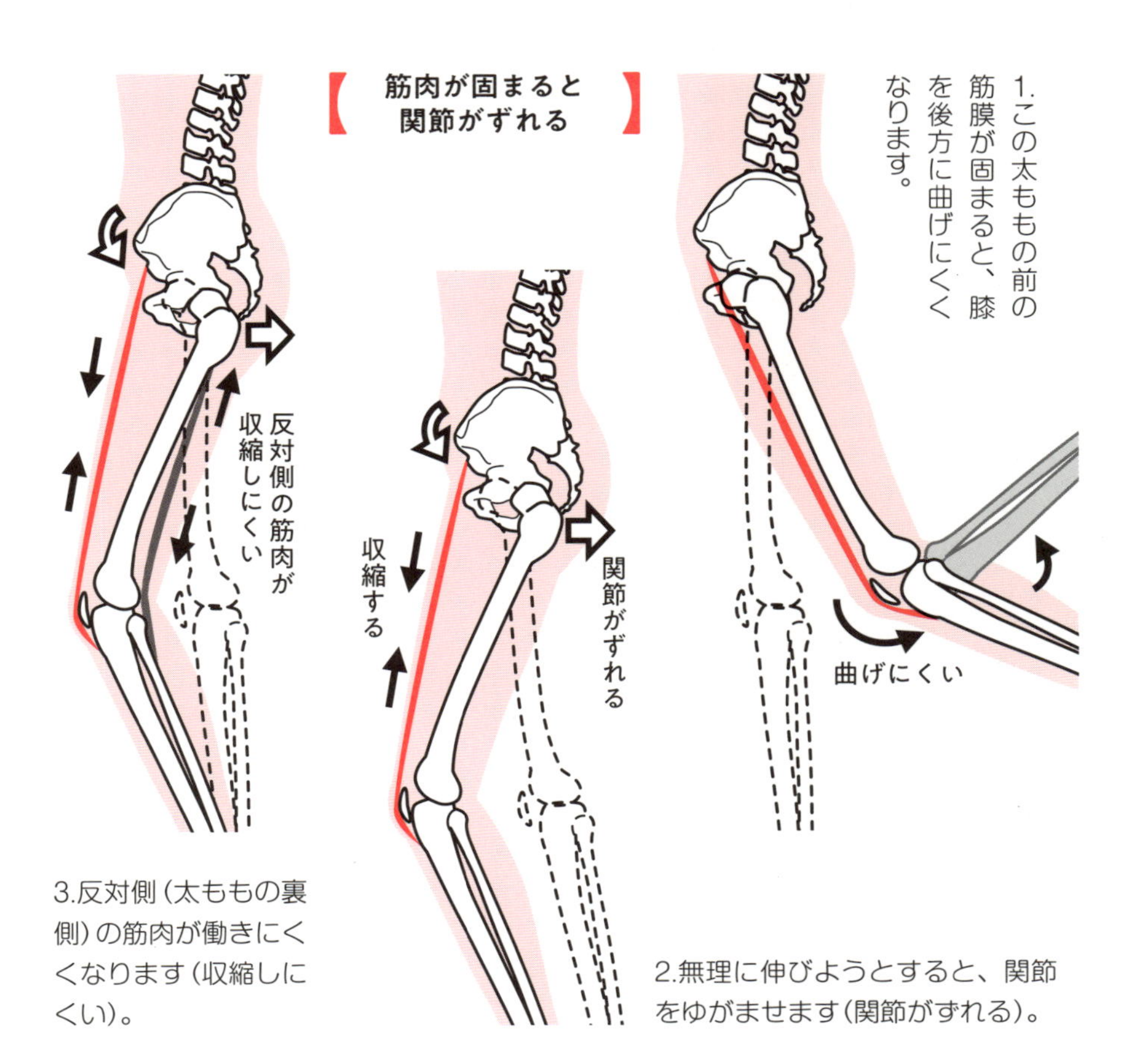

3.反対側（太ももの裏側）の筋肉が働きにくくなります（収縮しにくい）。

2.無理に伸びようとすると、関節をゆがませます（関節がずれる）。

このように、この筋膜が固まって伸びたり縮んだりできなくなると、関節の機能に影響を及ぼします。

それが関節の痛みや障害につながってくるのです。

この例の場合は、膝痛や股関節痛を引き起こしたり、悪化すれば、骨の形状が変化して関節が傷む変形性疾患にもなりえます。

このように、**筋肉はひとつまたは2つ以上の関節間を越えていますから、パソコンやスマホで固まった筋膜がきちんと伸びることができなくなると、様々な疾患につながる**わけです。

なお、2つの関節をまたぐ筋肉を「二関節筋」と言いますが、この二関節筋については、第5章で正しいストレッチ法について解説する際に再度触れます。

筋・筋膜の癒着でこんな症状が…

26ページで、数社の社員を対象にしたアンケートの結果では、肩こりや首こりは約80％の方々に発症し、腰痛や背中の痛みは50％に見られるとお話ししました。

特に、男性は腰痛が多い傾向があり、女性は肩こりや首こりが多く見られます。男女別の差は座り方の特徴によるところもあり、また、筋肉がしっかり発達しているかどうかといった違いにも原因があります。

女性は、特に首の筋肉が発達していない傾向があり、首や肩の障害につながりやすいと推測しています。

首・肩の障害の代表格が「ストレートネック」です。

ストレートネックとは本来前方にわん曲しているはずの頚椎がカーブを失ってまっすぐになったり、逆のカーブになっている状態をさします。**この状態になると、頭痛やめまい、そして腕の痛みやしびれを誘発する可能性があります。**

このストレートネックは本人が気づいていないだけで、多くの方に起きている症状です。

また、**「巻き肩」という状態も深刻な症状を引き起こす原因のひとつです。**

これは、肩甲骨が前方向に巻き込んだような状態です。

【スマホ・パソコンによる症状ランキング】

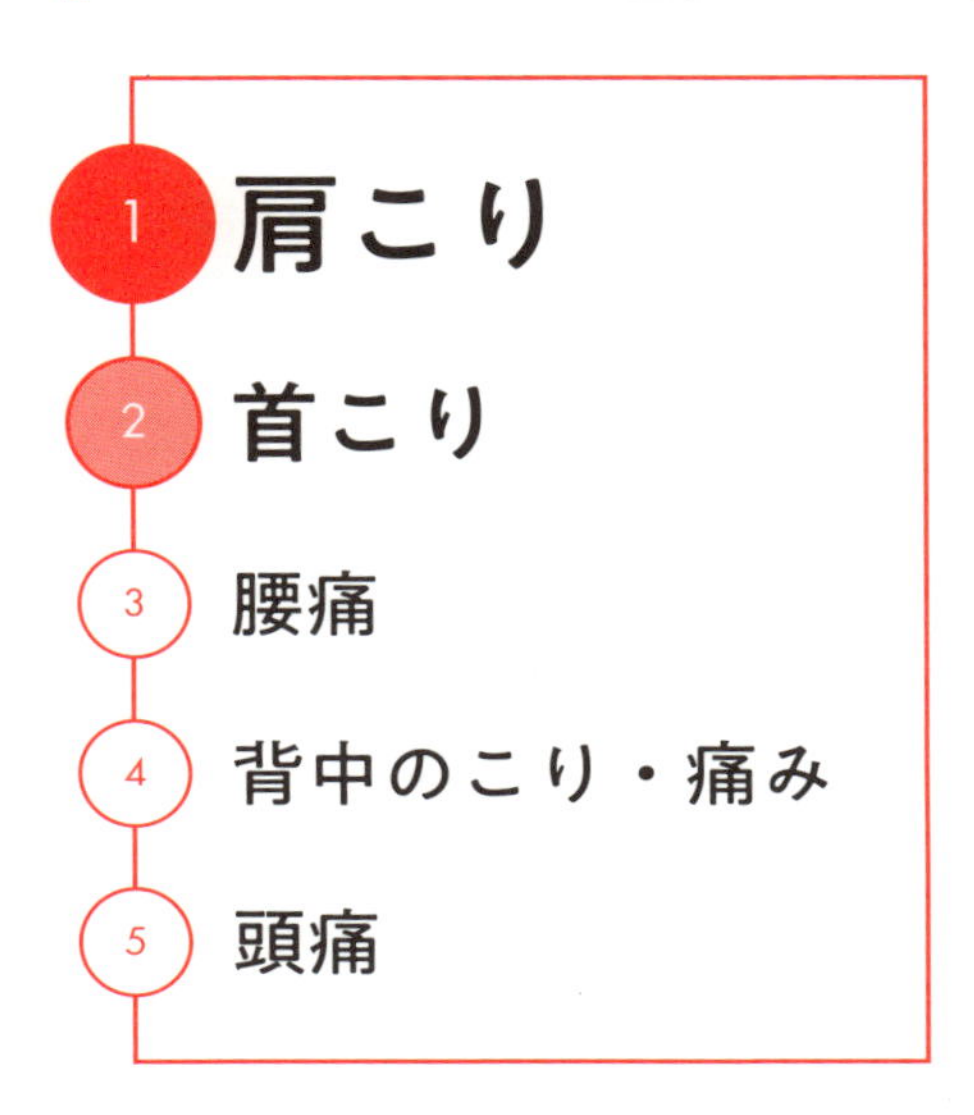

巻き肩は首こりや肩こりはもちろん、腕が上がらないなどの原因にもなります。この状態になると**胸が広がらないので、呼吸が浅くなるなど、筋・骨格系以外への影響も計り知れません。**

次に、このストレートネックと巻き肩について詳しく解説します。

首の生理的なカーブが消失する「ストレートネック」

近年、ストレートネックの影響はより深刻になっていると感じています。

そこで、2016年から脳神経外科医の売野智之先生と共同でストレートネックの研究をしています（このお話は96ページの「筋膜フォーカスリリースを体験した医師から②」で再度触れます）。

そして、月に1日だけですが、売野先生のクリニックで非常勤カイロプラクターとして、ストレートネックと診断された患者

【正常なカーブの頸椎】

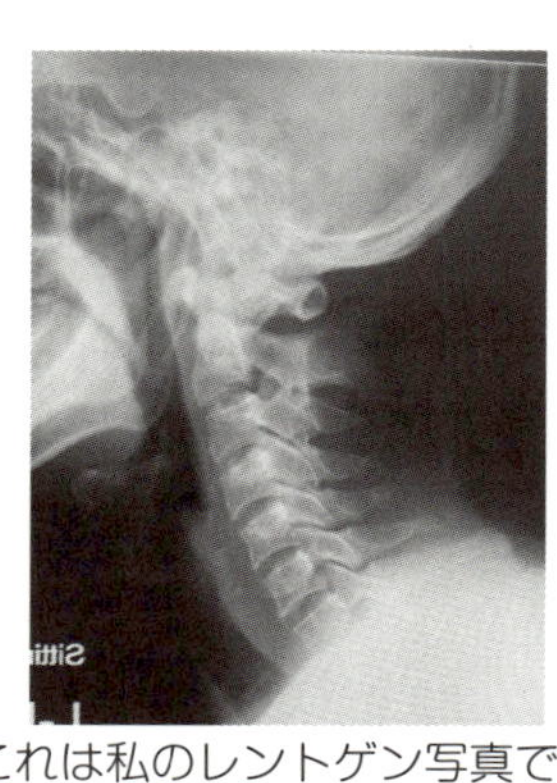

これは私のレントゲン写真です。前方に弓型のカーブを描いており、頭部は頚椎でしっかりと支えられています。

【正常なカーブを失った頸椎】

頸椎の下部のほうにカーブを描いた頸椎

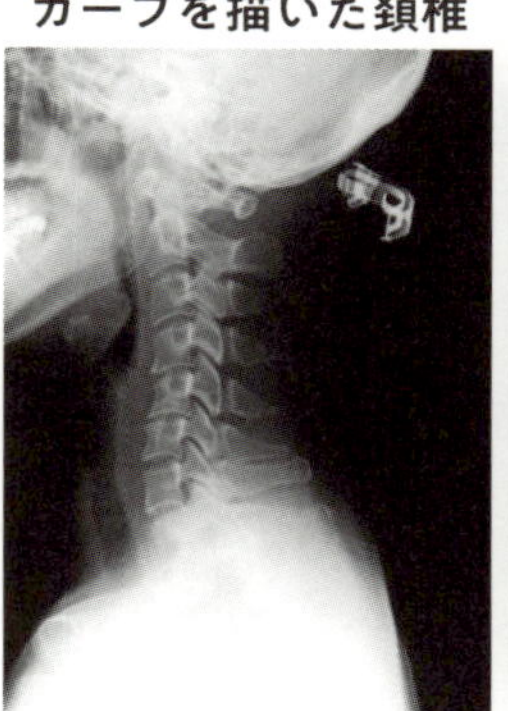

後方にカーブを描く頸椎

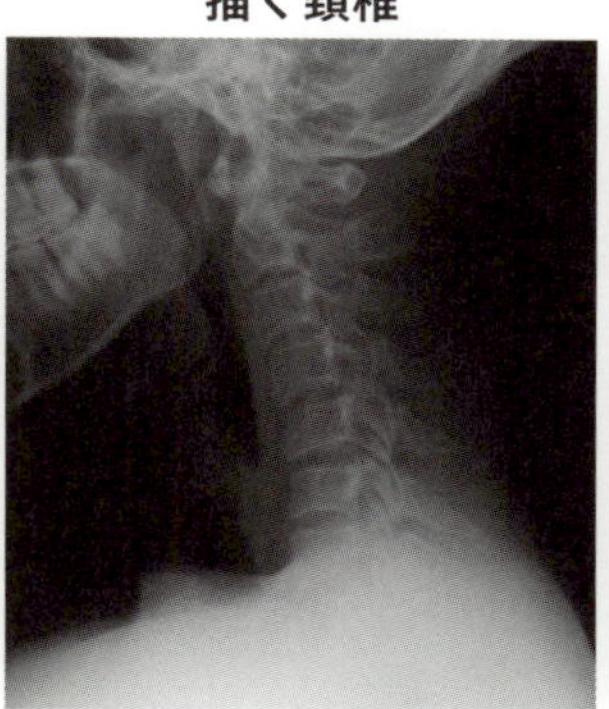

典型的なストレートネック

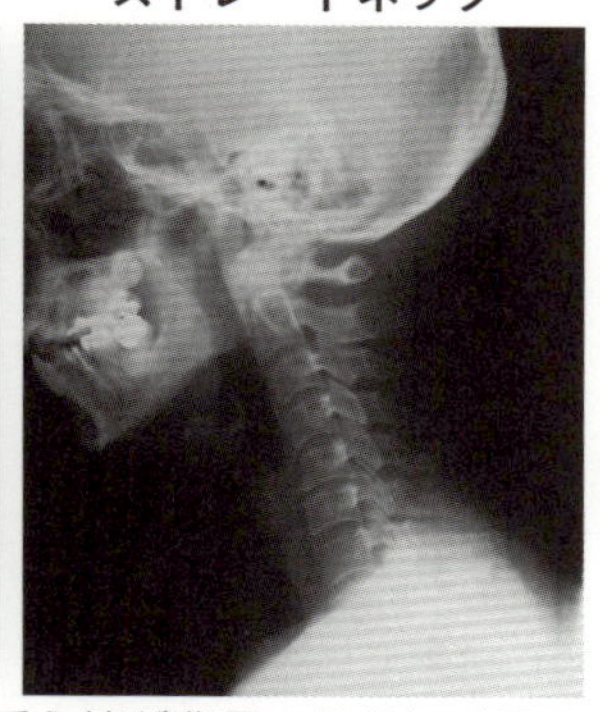

カーブがなくなり、頭は頸椎より前にきているため、重心線が背骨より前にくるので、重い頭を首の筋肉で支えなければなりません。そのため、首や肩のこり、頭痛なども引き起こされるのです。

さんの施術を担当しています。

ここで感じるのも、ストレートネックの患者さんの多さ、そしてストレートネックが与える影響の大きさです。

売野先生が参加されている学会にもご一緒させていただいていますが、その会でお会いする脳神経外科の先生たちも同様の意見をお持ちです。

また、頭痛外来に来られる患者さんの首は、ストレートネックになっている可能性があります（データはとれていませんが、これはかなり高い確率だと思います）。

では、ストレートネックと固まった筋膜はどんな関係にあるのでしょう。

私はある仮説を立てて、それをもとに臨床においてストレートネックの患者さんに施術を試みてきました。

その結果、多くの患者さんの症状の緩和

はもちろん、可動域（問題なく動くことのできる範囲）の改善も見られることがわかりました。

その仮説とは、下の写真に示した赤い棒部分の筋肉がストレートネックを助長しているという考えです。

この**胸鎖乳突筋（SCM）という筋肉が悪さをしている、と私は考えています**。

首を前に曲げたり、後ろに反らせたり、回旋させる（左右を向いたりする）、頚椎に付着するその他の筋肉も同じように影響しますが、このSCMは、特にストレートネック状態にさせやすいと考えています。

この胸鎖乳突筋は、先ほど取り上げた関節をまたぐ筋肉の代表で、首の7個の関節すべてをまたいでいます。また、**頭の骨から鎖骨や肋骨に付着しており、この筋肉付近の筋膜が固まると、筋肉がまたいでいる頚椎はゆがんだり、圧迫されたり、様々な障害を生む可能性がある**のです。その結果がストレー

【胸鎖乳突筋はここにある】

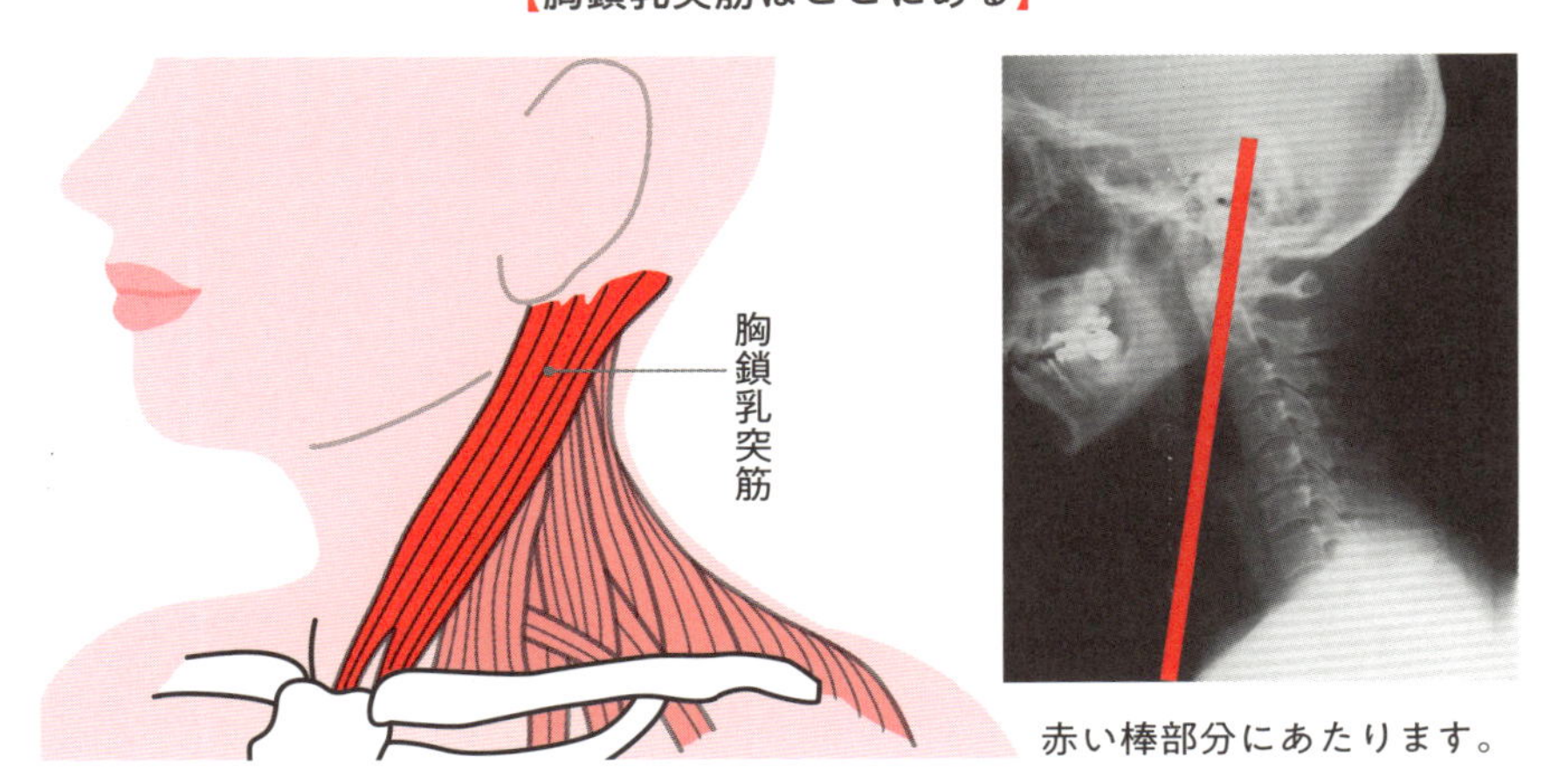

赤い棒部分にあたります。

トネック状態です。

首がまったく動かせない人、動かすと鋭い痛みが走る人、頭痛や首痛、頑固(がんこ)な肩こりのある人など、ストレートネックの患者さんに施術をしたところ、これらの症状は事実、早期に改善しているのです。

それらの治療結果からも、この仮説はかなりの確率で信ぴょう性があると考えています(ただし、過信せずに研究を重ねていくことには変わりありません)。

左は、売野先生にご協力いただいて撮った、ストレートネック状態の改善を示す画像です。上が施術前の画像で、下が施術2ヶ月後の変化です。明らかに頚椎の逆カーブへの圧力が減っていることが見て取れます。赤矢印の頚椎4番に着目すると、わかりやすいと思います。

次に、この部位の画像に先ほどの筋肉を合成すると、この筋肉が伸びてリリースされ、関節

ストレートネック患者さんの施術前後のレントゲン画像

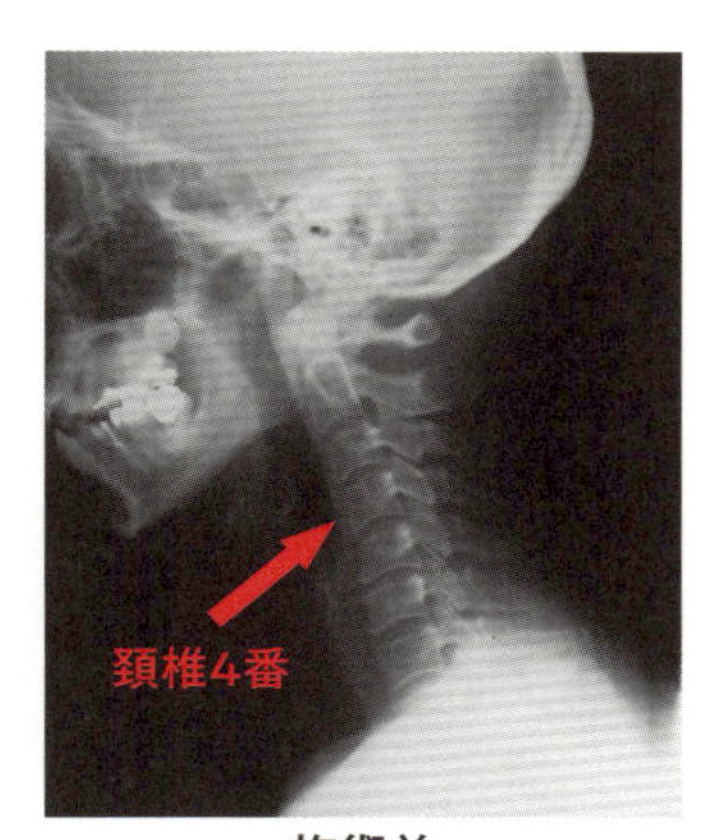

施術前

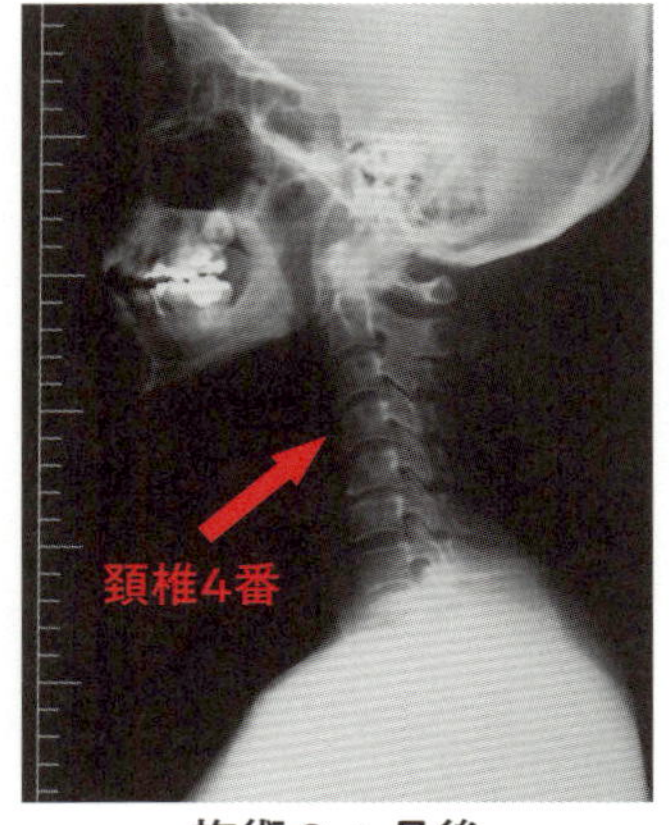

施術2ヶ月後

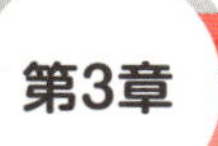

間がタテに伸びて骨と骨の間（椎間）も広がったように見えます（下の画像）。

【ストレートネック状態で見られる症状】

頭痛	めまい
肩こり、首こり	
手・腕の痛みやしびれ	
自律神経症状	

【施術前後の胸鎖乳突筋の変化】

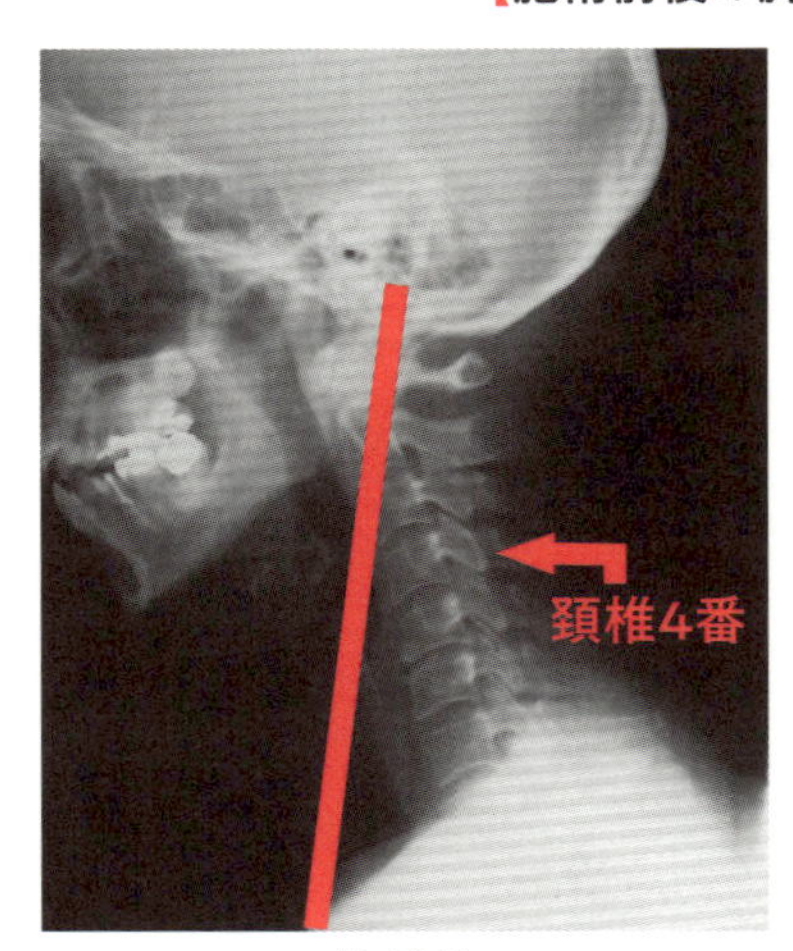

施術前

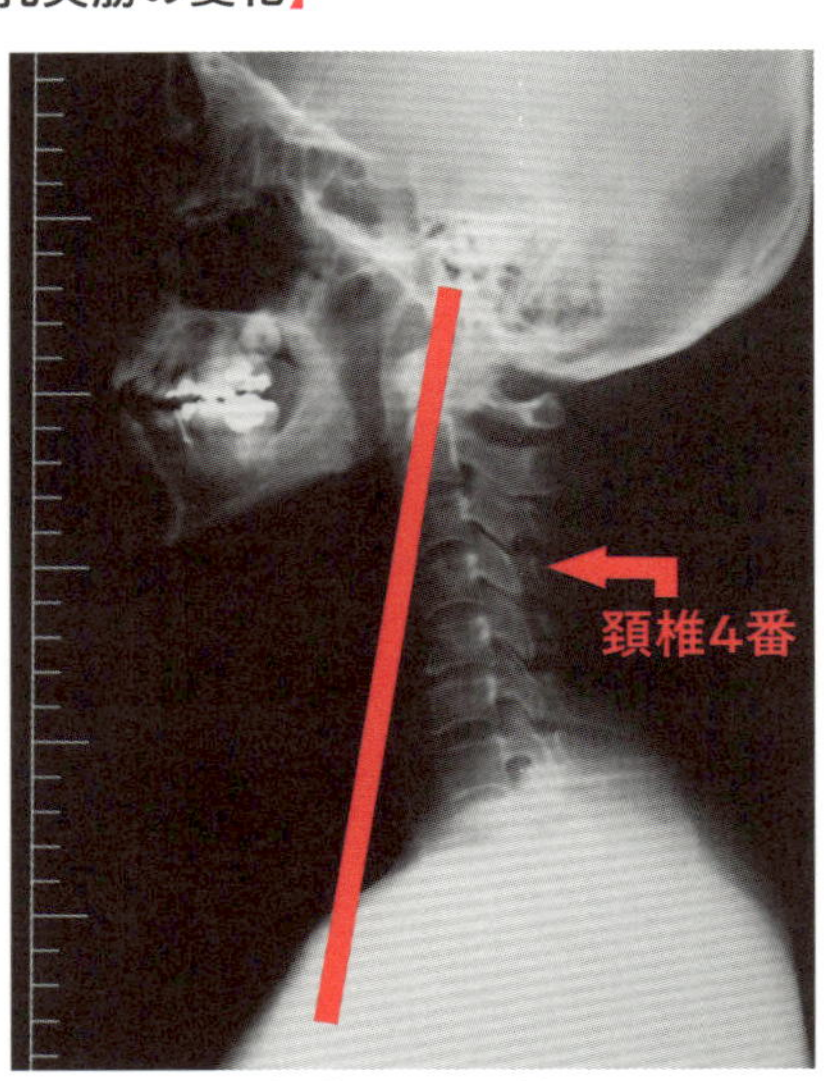

施術２ヶ月後

赤い棒状が胸鎖乳突筋にあたる。施術後はこの筋膜がリリースされて伸びたことがわかります。

肩が丸まったような「巻き肩」は呼吸も左右する

【巻き肩になった状態】

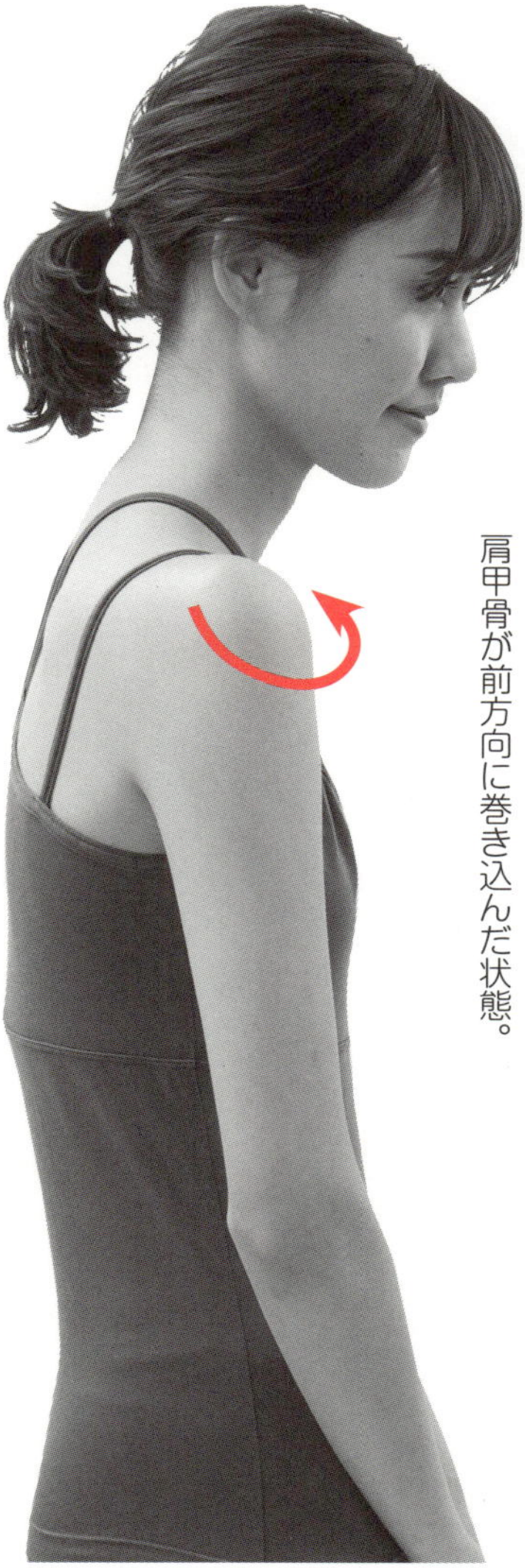

肩が丸まって縮こまったように見えます。
肩甲骨が前方向に巻き込んだ状態。

右の写真に示すように、「巻き肩」状態とは、肩甲骨が前方向に巻き込んだ状態です。

この状態は、ある姿勢パターンになっていることを意味しています。

その姿勢パターンとは「上部交差症候群（じょうぶこうさしょうこうぐん）」と言われる状態です。

上部交差症候群は、イラストのように固まった筋群と弱くなった筋群が交差していることを言います。

この筋肉バランスにより「巻き肩」状態になってしまうのです。

この状態から脱却するには、固まった筋群（上部僧帽筋と肩甲挙筋、大胸筋、小胸筋）の筋膜をリリースすることと、弱くなった筋群（首の前の深部筋、下部僧帽筋、広背筋）のトレーニングが必要になります。

ここで大切なのは、固まった筋群の筋膜をリリースするだけでは、この巻き肩状態からは逃れられないということです。これも、多くの患者さんに施術するうちにわかってきたことです。

身体の関節や筋肉は単一で動くことはなく、すべてが連動していると言っても過言ではありません。

【上部交差症候群】

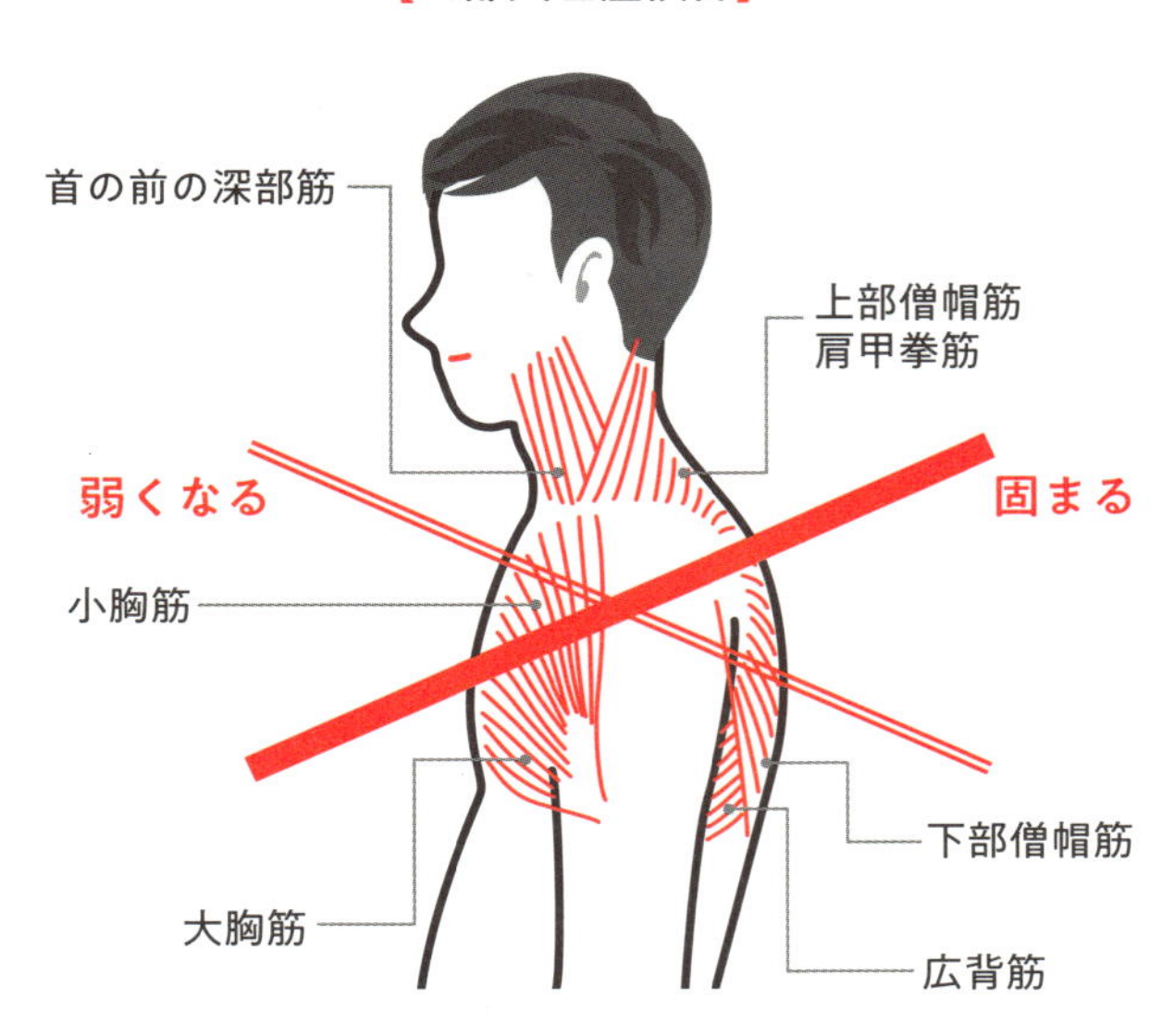

この巻き肩を治す身体の連動とは、肺がふくらみ、肋骨が開き、肩甲骨が後下方に移動するということです。それで初めて、胸が開くことが可能になるのです。その動きを邪魔している筋膜はリリースしてあげる必要があります。

この動きは文章に書くと難しく感じられますが、身体の動きとしては、皆さんがいつも自然に行っている深い呼吸なのです。

言い換えれば、**巻き肩の方々は自然な深い呼吸ができていない**ということです。

では、次章でこれらの症状別に筋膜フォーカスリリースを試してみましょう!

【巻き肩状態で見られる症状】

肩こり、首こり	肩甲骨間の痛みやこり
手・腕の痛みやしびれ	頭痛
肩が上がらない(四十肩など)	
浅い呼吸	自律神経症状
胃下垂	便秘

column

医師、カイロプラクターにみてもらったほうがよい場合

本書で取り上げたセルフリリース法は、あくまで軽い症状の方々を対象にしたものです。ここで、医師やカイロプラクターにみてもらったほうがよい状態について触れます。

次のようなこりや痛みがあれば、医師にみてもらったほうがよいでしょう。

・過去に外傷があった部位のこりや痛み
・長期に及ぶ患部のこりや痛み
・就寝中にも感じるこりや痛み

これらは、変性などの病理的な変化が起きている可能性がありますので、まずは、医師による診察をオススメします。

カイロプラクターにみてもらったほうがいいのは、次のような場合です。

・医師に診察してもらい、特に問題はないと言われたものの症状が続く
・筋膜フォーカスリリースを自分で行ってみて効果はあるが、症状がまだ残る
・薬に頼らずに自然治癒力を高めたいと思っている

カイロプラクティックは、筋・骨格系の障害や神経伝達面での不調などに効果があります。治りにくい症状などでお悩みの方は、WHO（世界保健機関）基準に準拠した教育基準を満たしており、信頼できるJCR登録カイロプラクターにご相談されることをオススメします（筋膜への施術を希望する方のために、125ページに私が推薦するカイロプラクターのリストを掲載しています）。

第4章

カンタン！「筋膜フォーカスリリース」症状別メソッド

首こり 肩こり

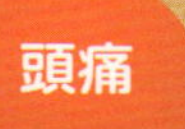

頭痛

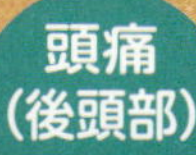

頭痛（後頭部）

背中・肩甲骨まわりのこり

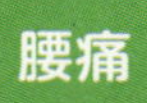

腰痛

脚のつけ根の痛みやこり

足のだるさやむくみ

腕の痛みやこり

デスクワークで固まった筋膜にフォーカスしてリリースしましょう

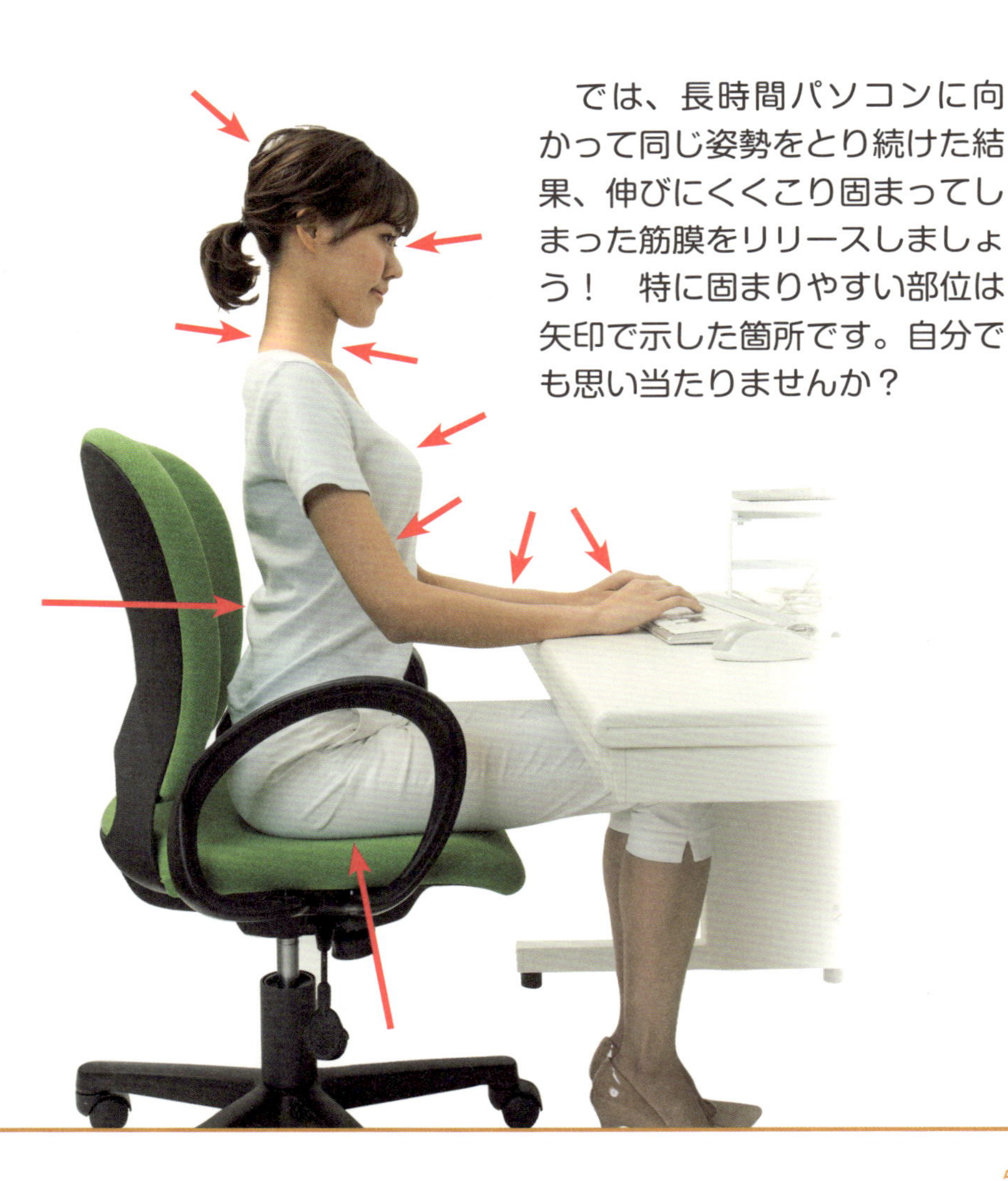

では、長時間パソコンに向かって同じ姿勢をとり続けた結果、伸びにくくこり固まってしまった筋膜をリリースしましょう！　特に固まりやすい部位は矢印で示した箇所です。自分でも思い当たりませんか？

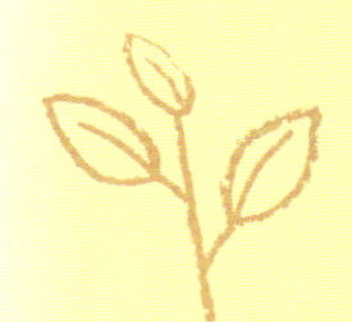

筋膜フォーカスリリースを行う時のポイント

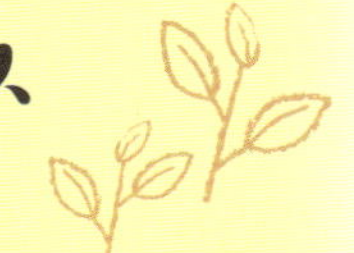

1. 症状別に①②…の順にリリースしてください。症状の予防にも効果的です。

2. 筋膜フォーカスリリースは、1日に2回（会社で1回、自宅で1回）、長時間座っていた後などに行うと効果的です。

3. すべてのリリースは、ゆっくり呼吸を意識しながら行ってください。回数をこなすより、ひとつひとつの動きをていねいに行うようにします。

4. 常に体幹（おへそのあたり）を意識することが大事です。体幹を意識することで、伸ばしたい筋膜にターゲットを絞ることができます。

5. リリース終了後には、KIZU式仕上げアクティブストレッチをしましょう！　アクティブストレッチとは、伸ばす側と反対側の筋肉も働かせながら行うオリジナルストレッチです。

肩こり・首こり

①肩の筋肉をリリース

右側の肩を左手で下方に引き下げるように押して、首を左側の少し前方へ伸ばすように傾けます。肩の筋膜がリリースされるのを感じましょう!

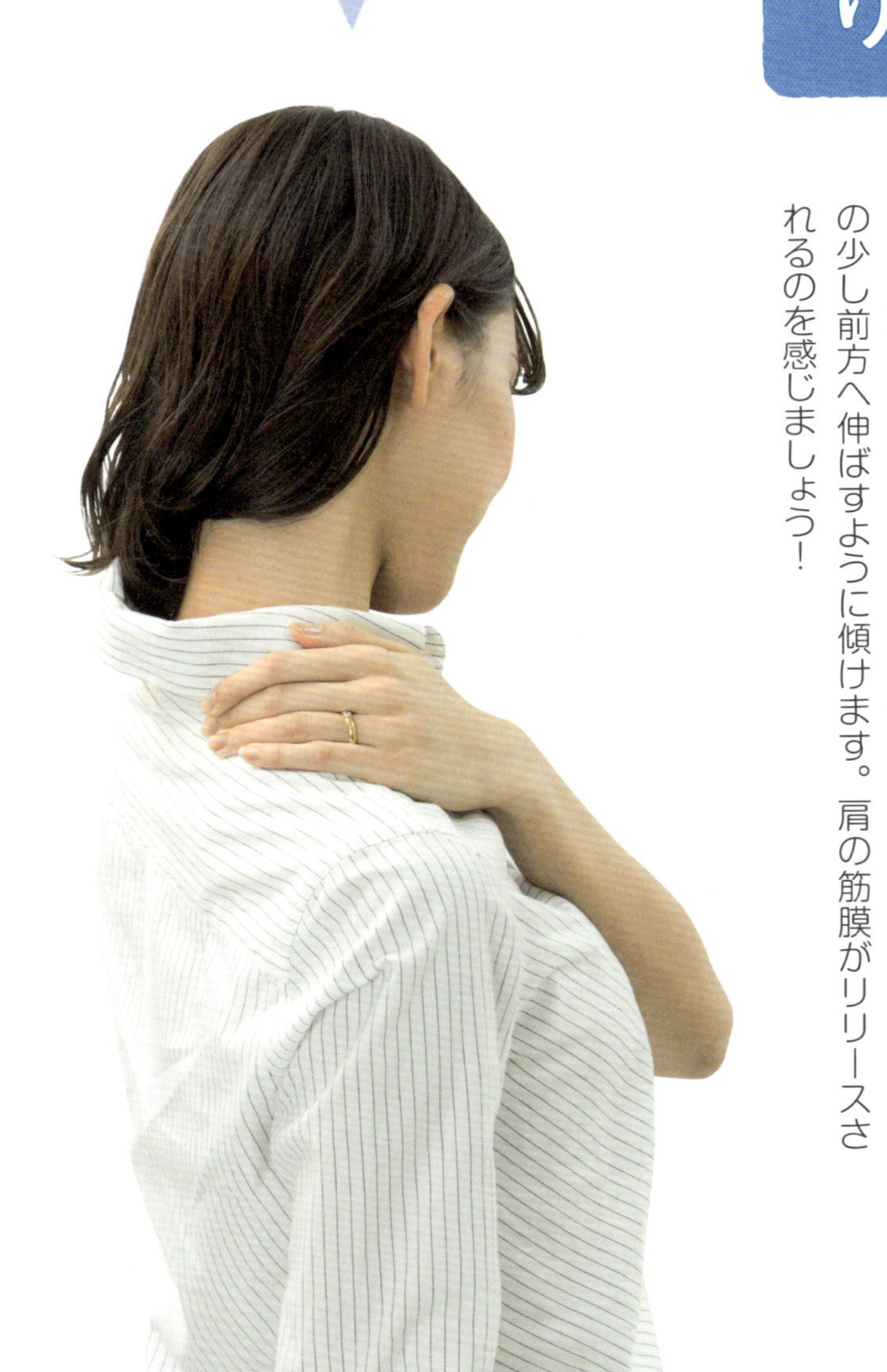

息を吐きながら繰り返
します。左側も同じよ
うにリリースします。

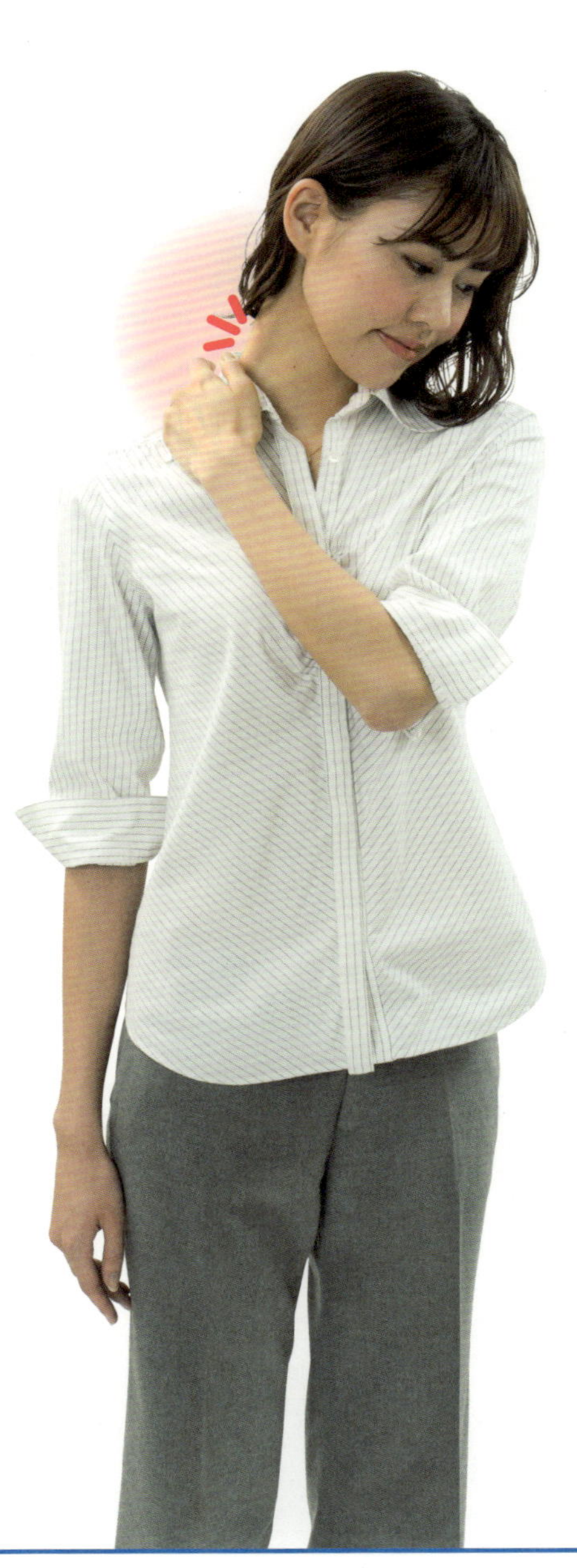

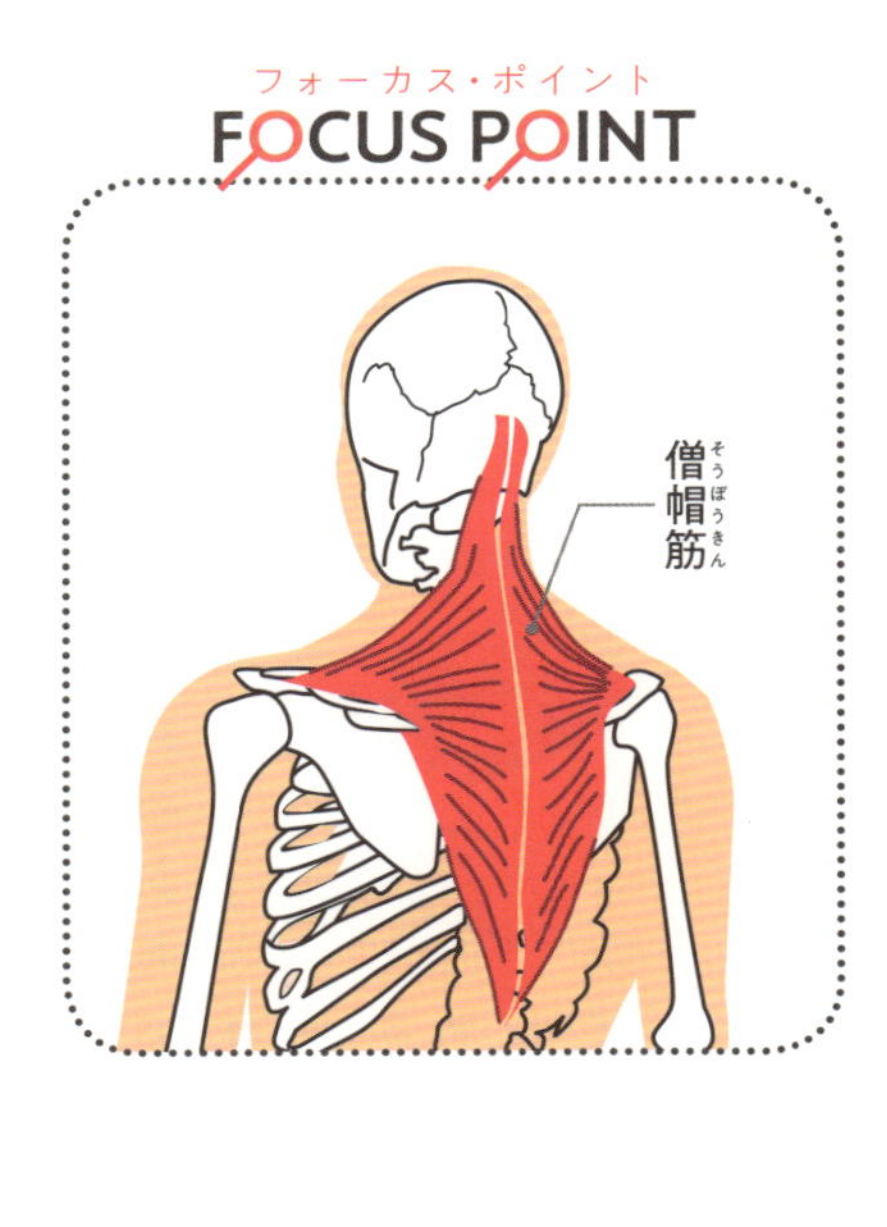

② 首の前を伸ばそう

人差し指から小指までの指4本で、首の前側を伸ばしていきます。左側をリリースする時には左手で。

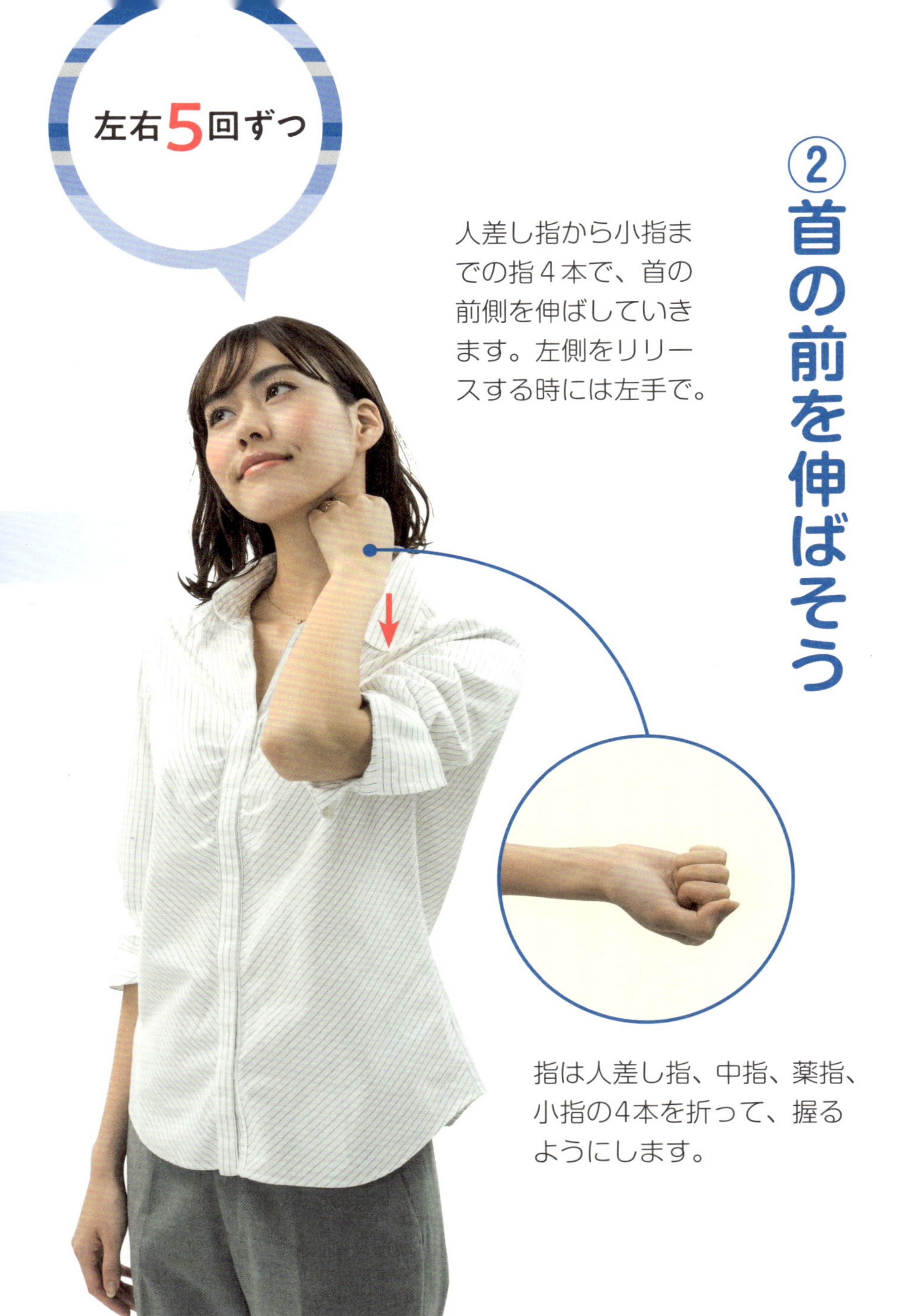

指は人差し指、中指、薬指、小指の4本を折って、握るようにします。

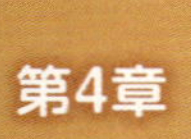

顔を上に上げるようにしながら、同時に指4本で首の前を下に引き下げるようにしましょう！　息を吐きながら繰り返します。右側も同様に行います。

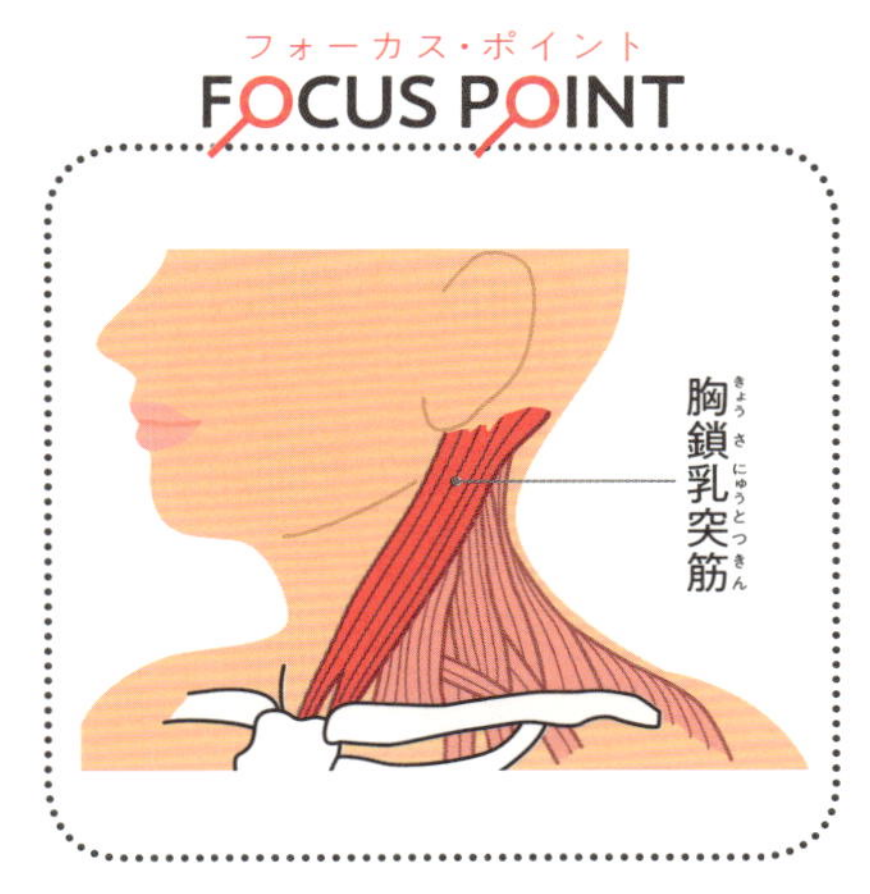

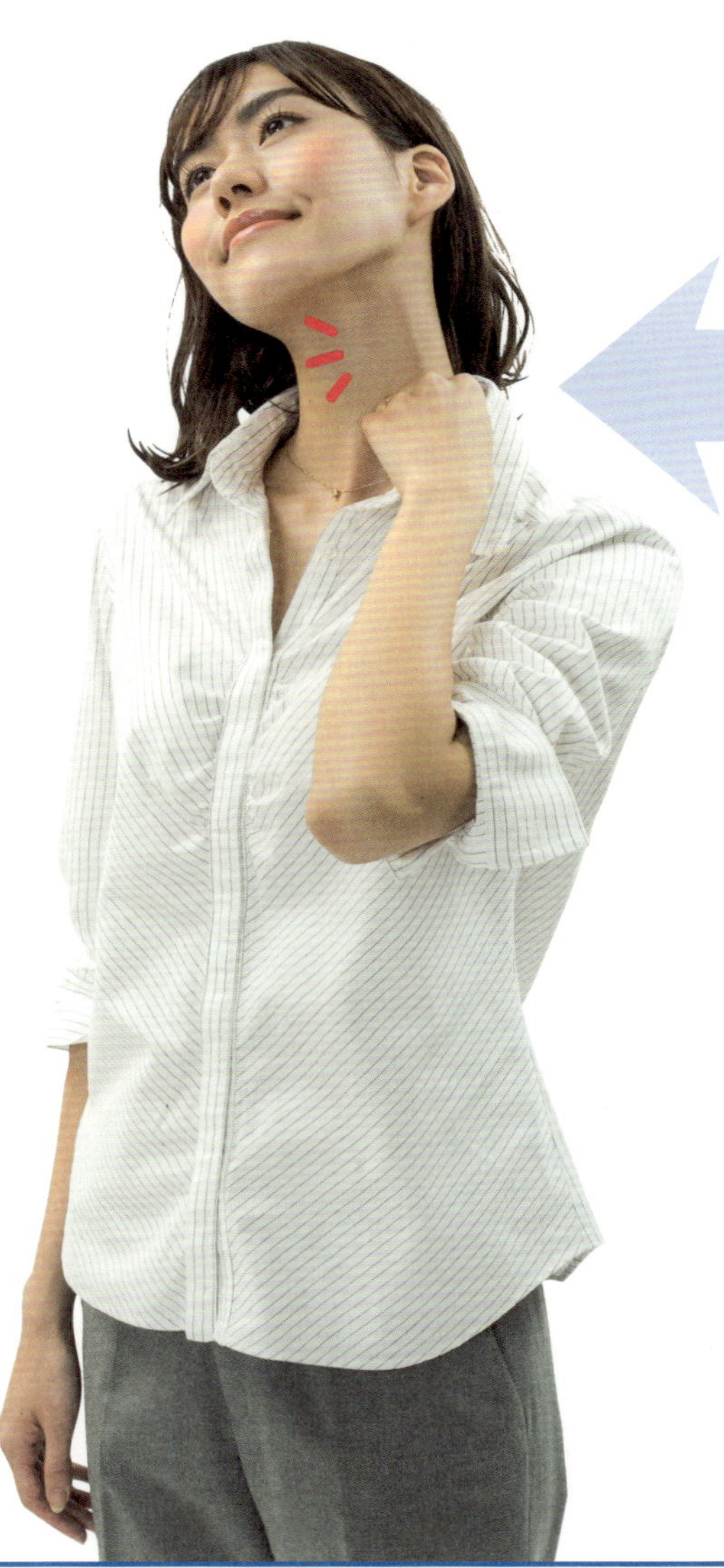

③腕のつけ根を伸ばそう

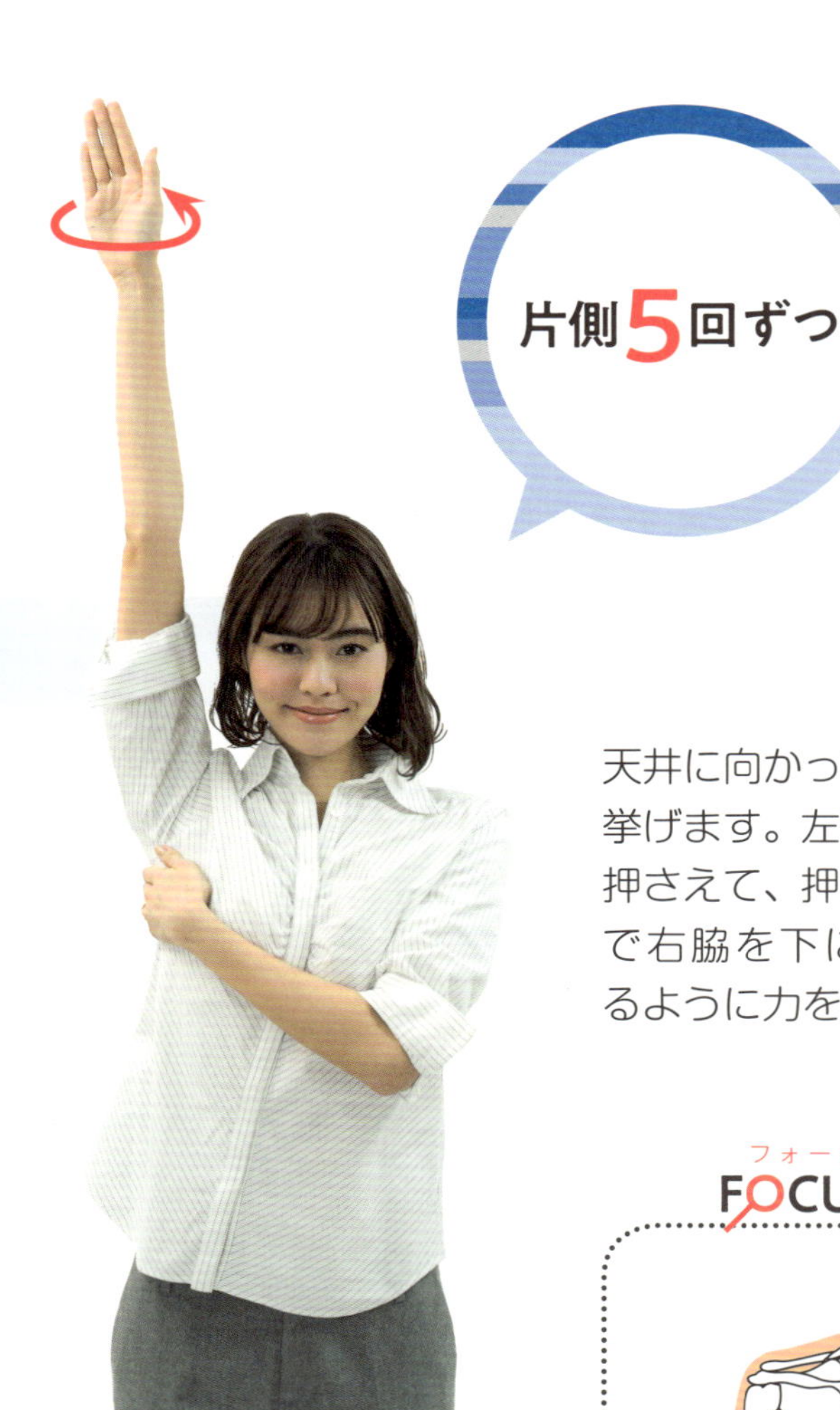

天井に向かって、右腕を挙げます。左手で右脇を押さえて、押さえた左手で右脇を下に引き下げるように力を入れます。

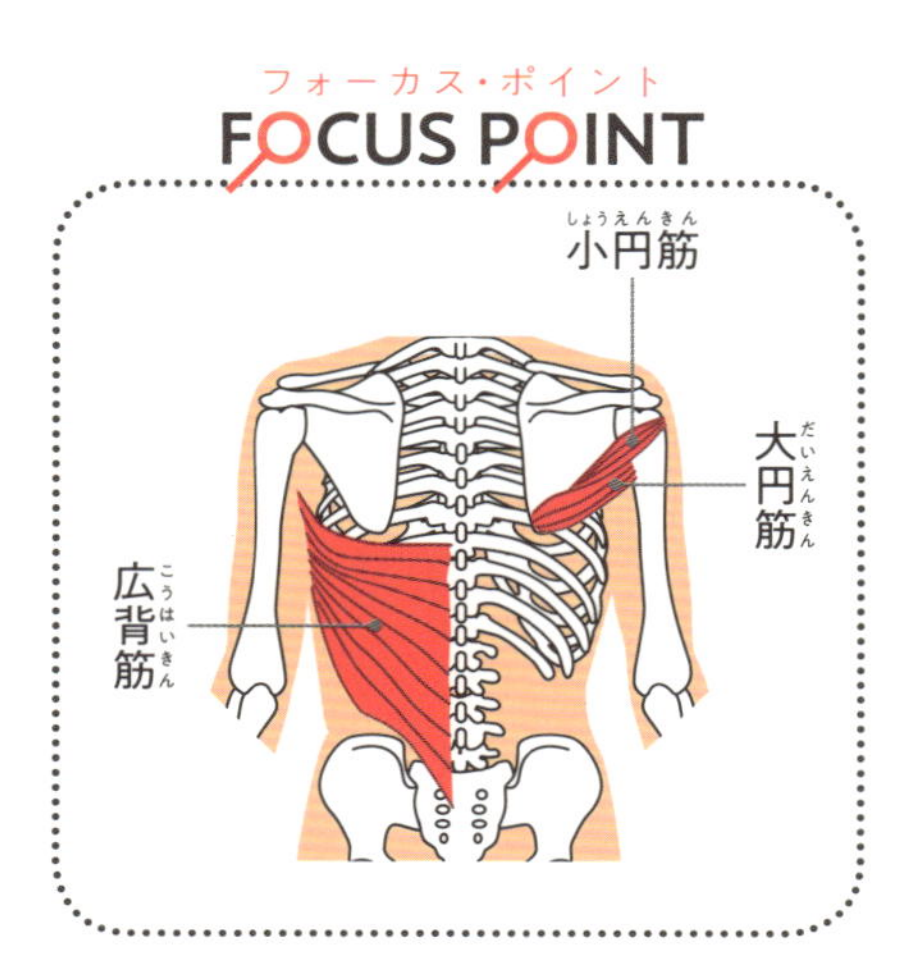

右手を上方にぐりぐりまわしながら、右腕のつけ根が伸びるのを感じましょう。

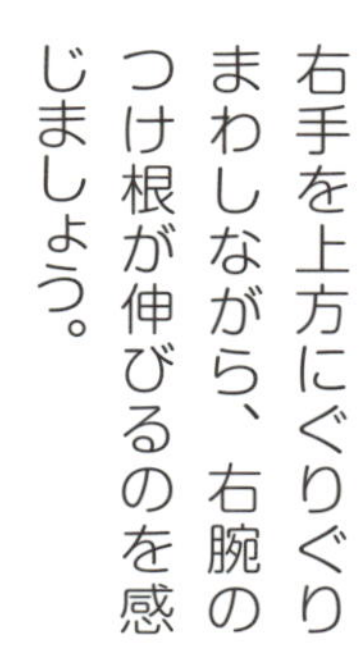

息を吐きながら繰り返します。「きらきら星」のイメージで手先をまわすとよいでしょう。

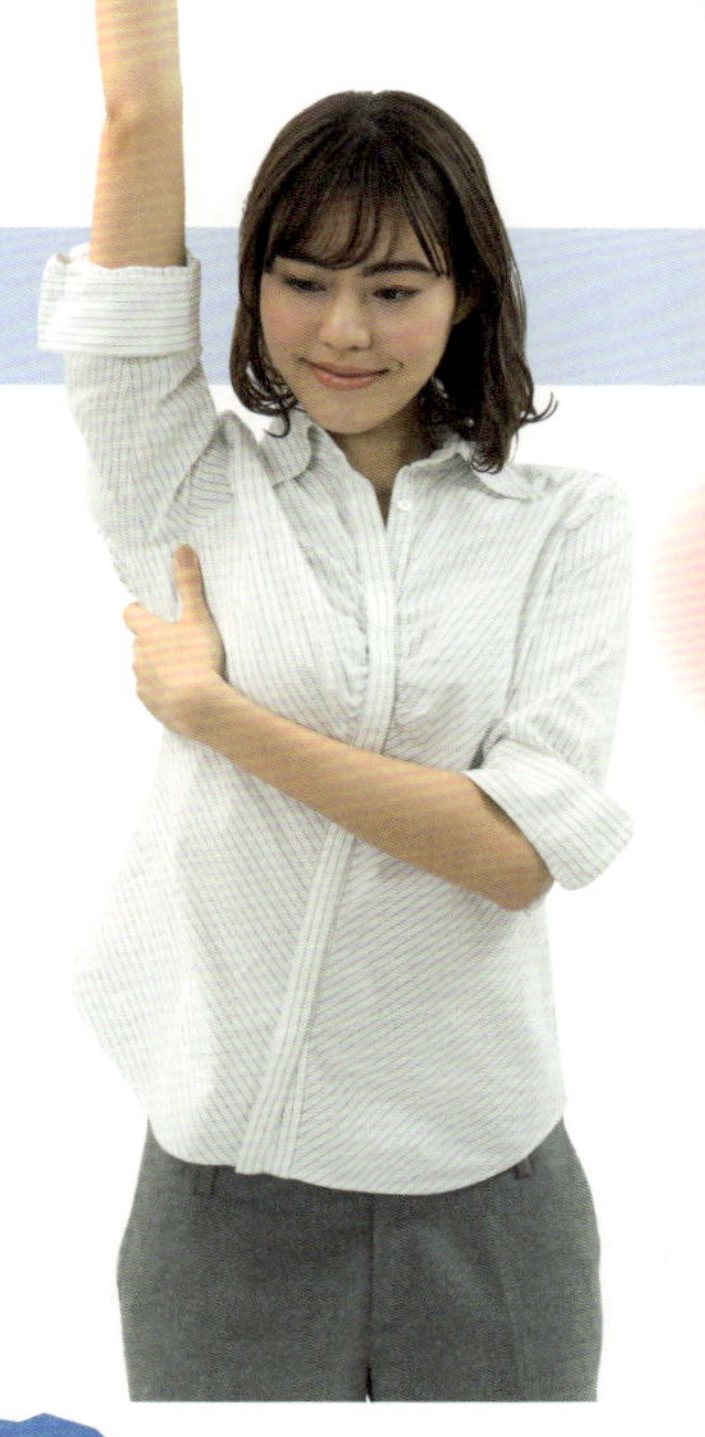

これはNG!

手がまっすぐ伸びていないと効果がありません。斜め方向に伸ばしていないか、チェックしましょう。

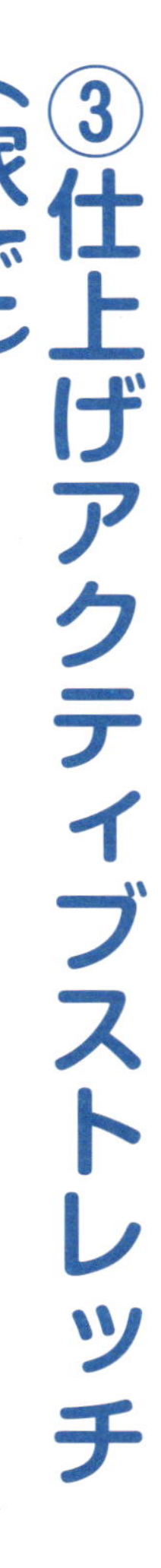

③仕上げアクティブストレッチ（家で）

筒状にしたバスタオルをタテに背骨に沿って置き、その上に上むきで寝ます。その状態で腰が浮かないように下腹に力を入れ、30秒ほど背伸びをしてお腹を伸ばします。

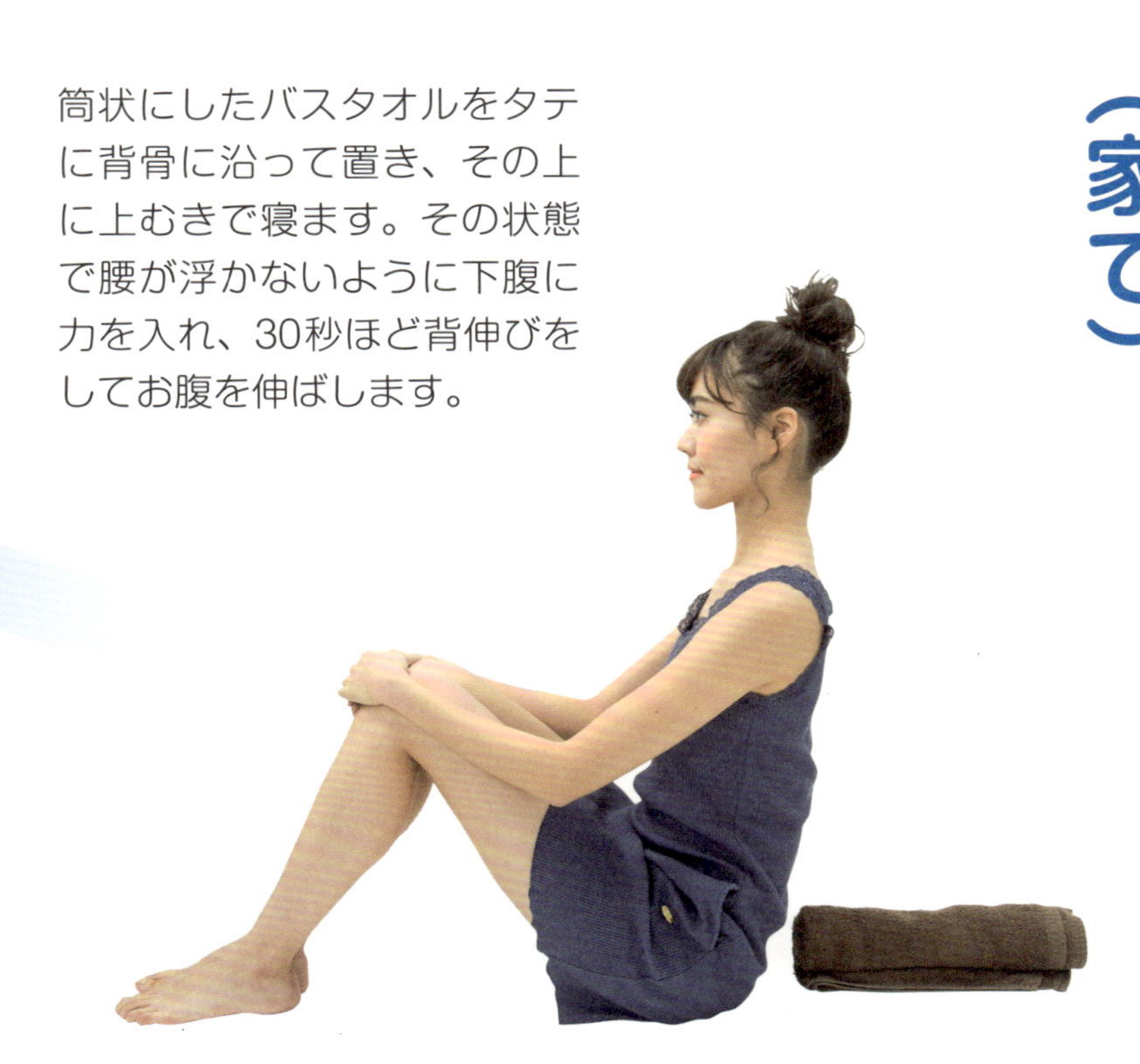

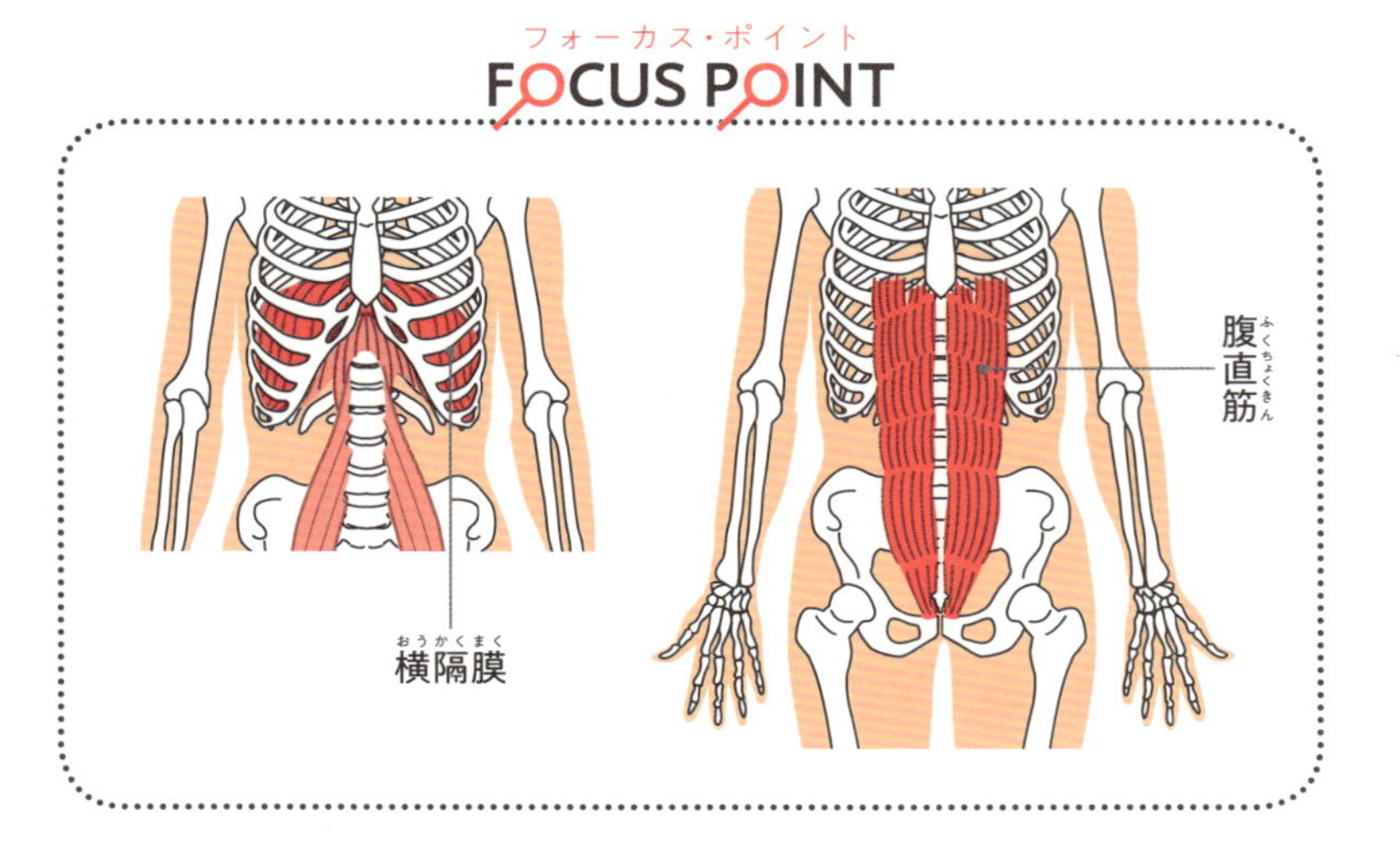

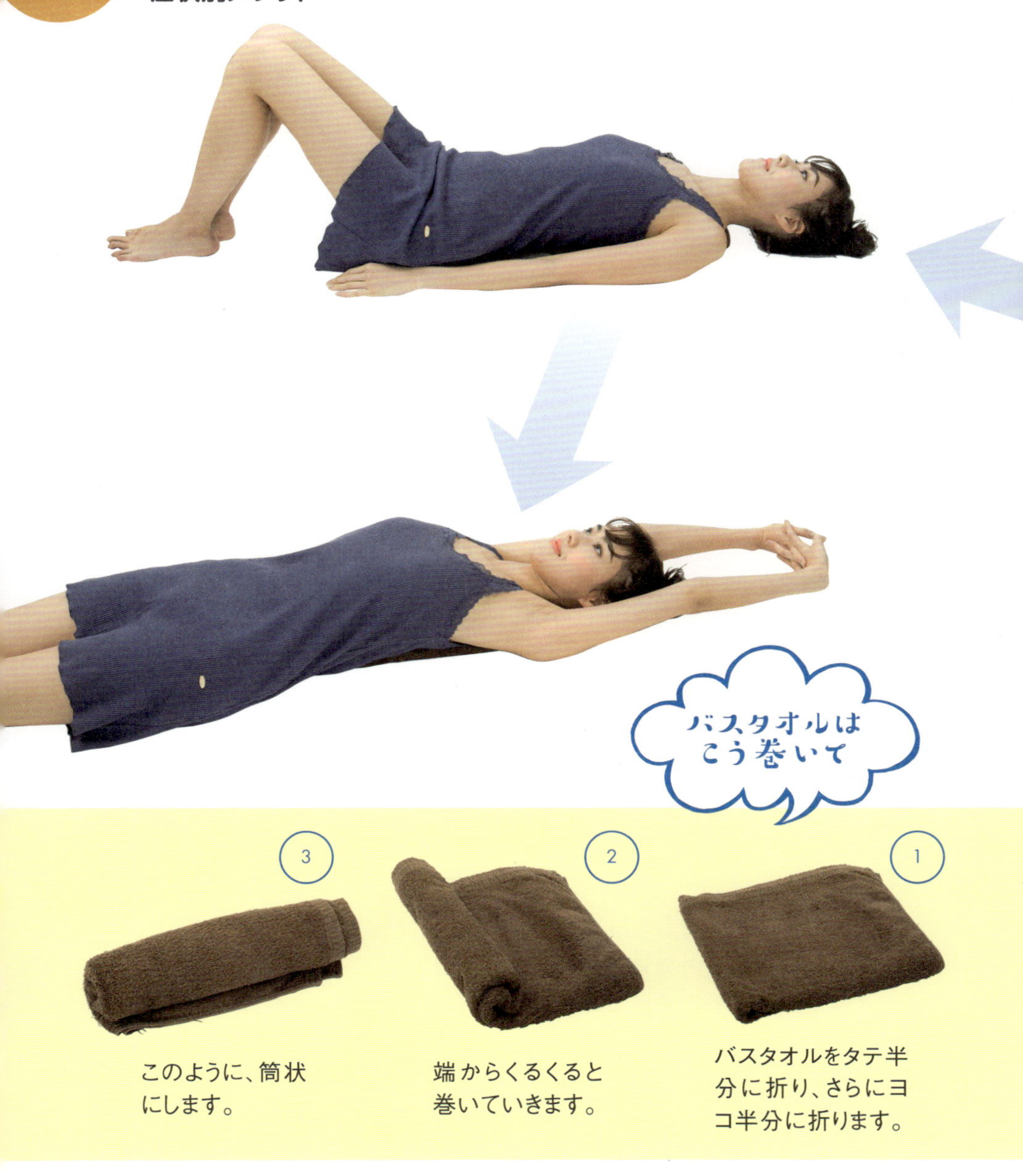

①
バスタオルをタテ半分に折り、さらにヨコ半分に折ります。

②
端からくるくると巻いていきます。

③
このように、筒状にします。

20回円を描く

前ページの動きに続き、胸が最大限広がるようにして肘を曲げ、床に肘で円を描くようにします。後ろ側の肩甲骨が下がるのをイメージして、肩が下がるのを感じます。

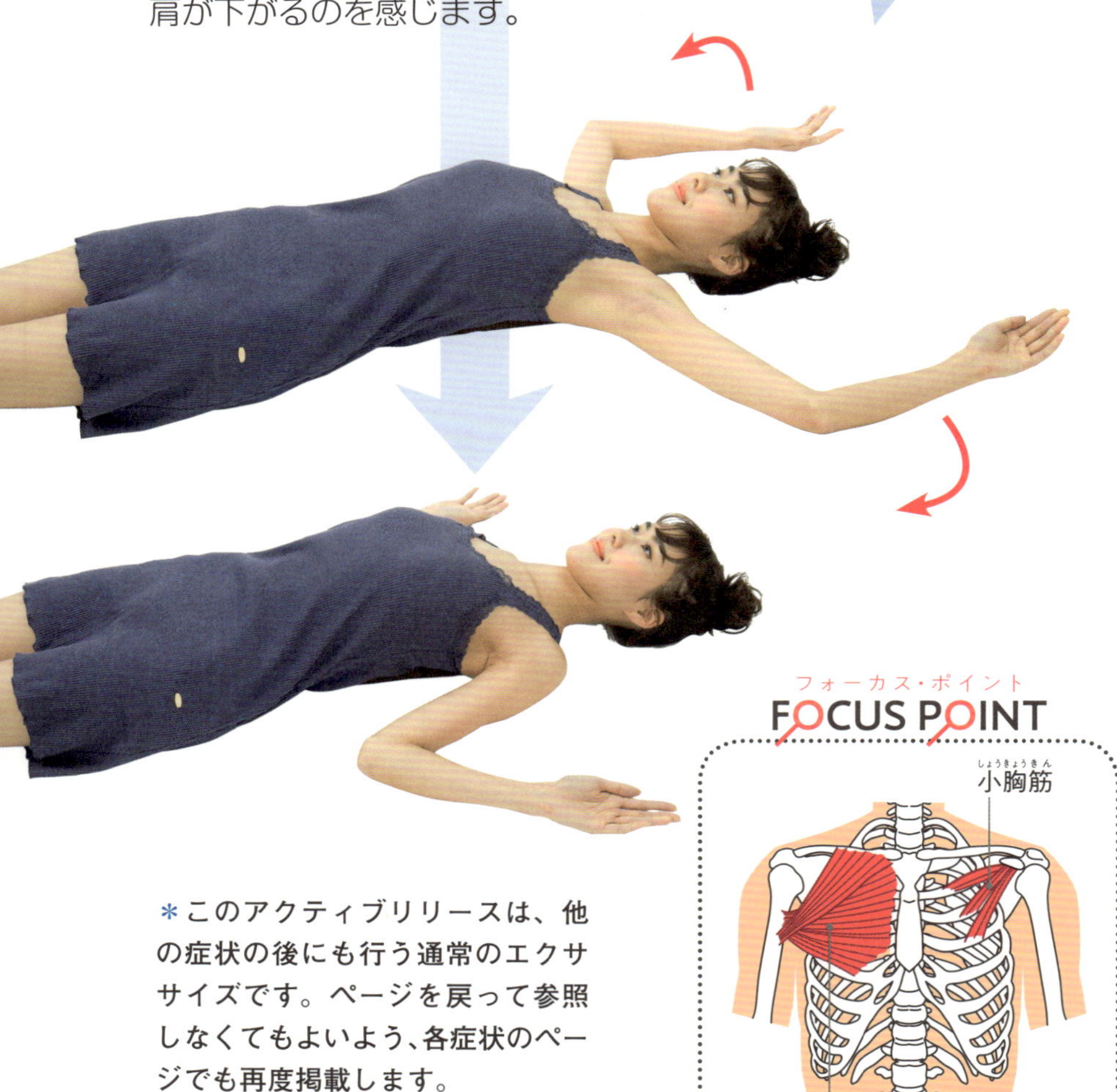

＊このアクティブリリースは、他の症状の後にも行う通常のエクササイズです。ページを戻って参照しなくてもよいよう、各症状のページでも再度掲載します。

左右20回ずつ

③仕上げアクティブストレッチ（会社で）

足を肩幅ほどに開き、おへその下5センチのところに左手を置き、右の手・腕を伸ばしたまま前方に振り上げて、背伸びするようにします。その時、左手で押さえている下腹部分が動かないようにすると、腰が反ることなく背伸びすることができます。反対側も同じように行います。

左右5回ずつ

頭痛

①首の前を伸ばそう！

肩こり・首こりの②と同じです。人差し指から小指まで4本の指を握り、この4本の指で首の前側を伸ばしていきます。左側をリリースする時には左手で。

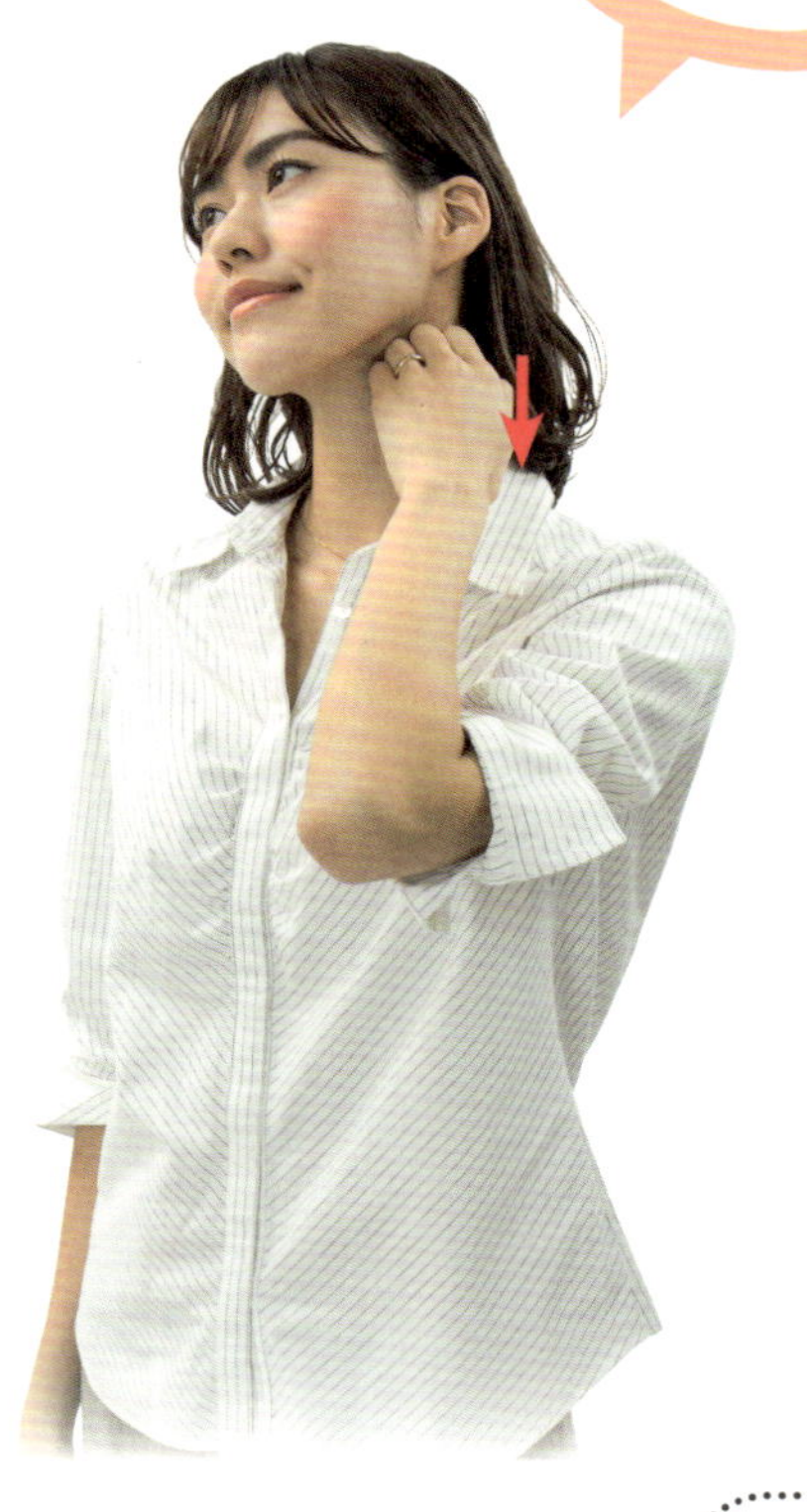

フォーカス・ポイント
FOCUS POINT

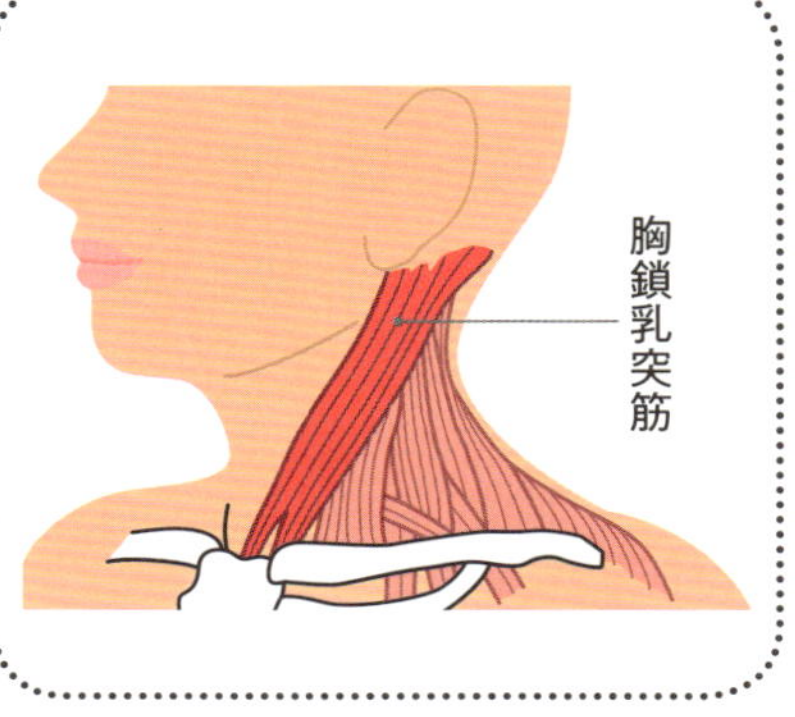

顔を上に上げるようにし、同時に指4本で首の前を下に引き下げるようにします。息を吐きながら繰り返します。反対側も同様に行います。

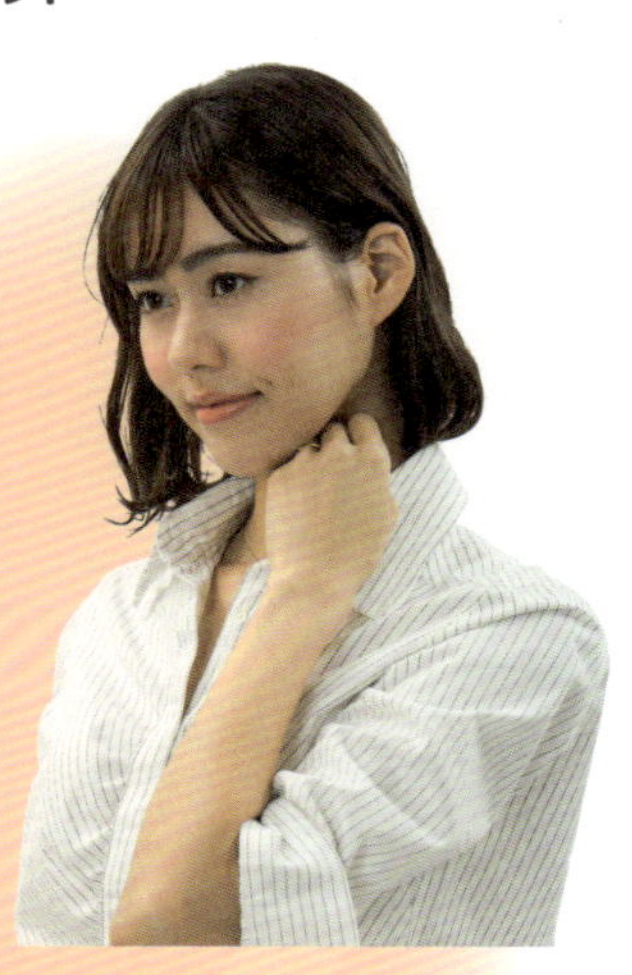

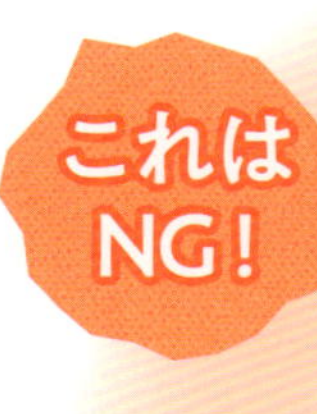

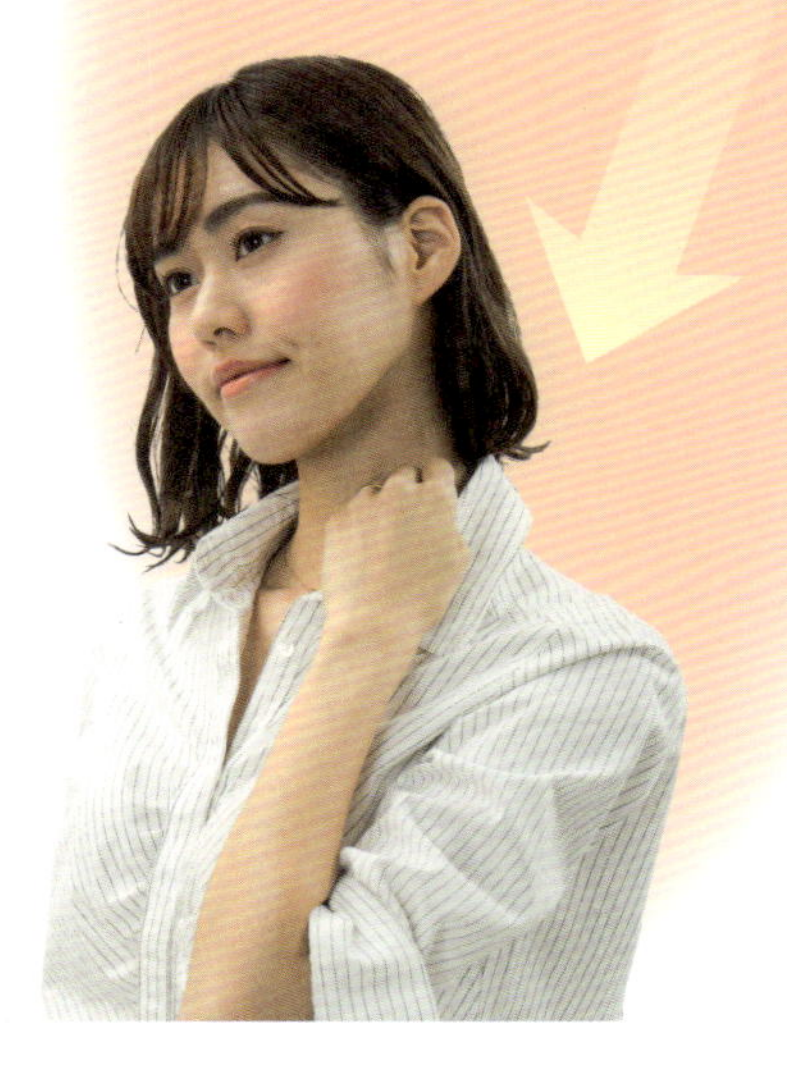

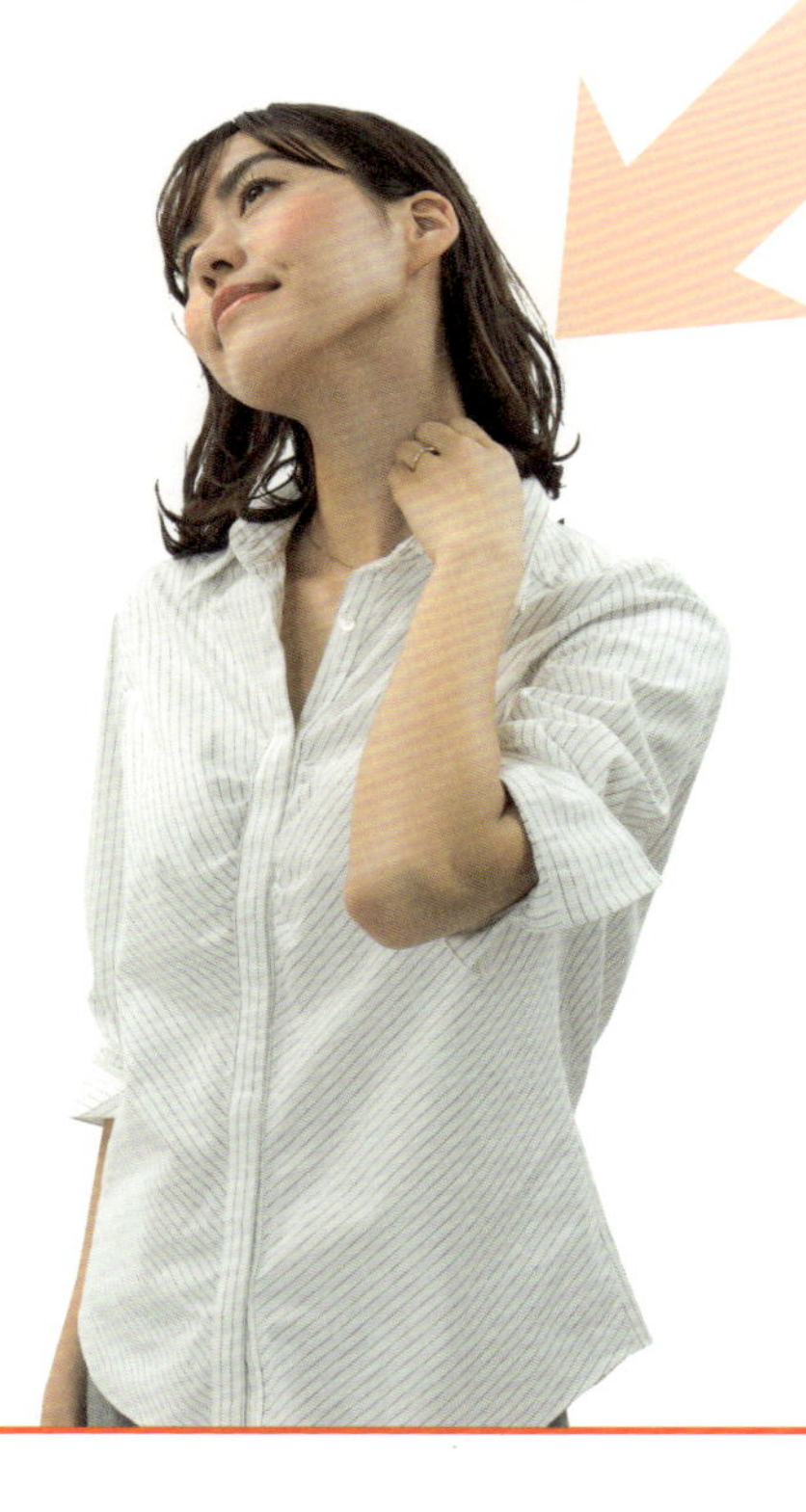

首がタテ方向に伸びていないとリリースの効果がありません。頭を遠くに伸ばして、首をタテに十分伸ばしてください。

②肩の筋肉をリリース

左右5回ずつ

肩こり・首こりの①と同じリリース法です。右側の肩を左手で下方に引き下げるように押し、首を左側の少し前方へ伸ばすように傾けます。肩の筋膜がリリースされるのを意識しましょう！息を吐きながら繰り返します。左側も同じようにリリースします。

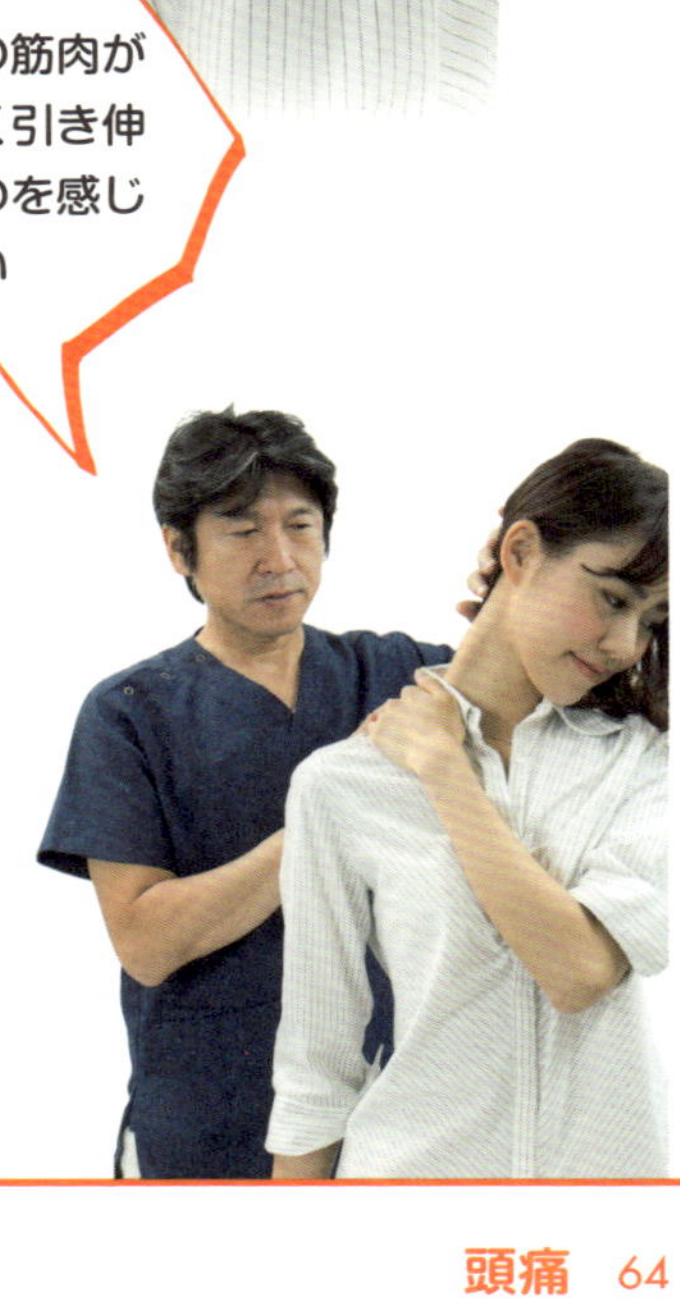

フォーカス・ポイント
FOCUS POINT

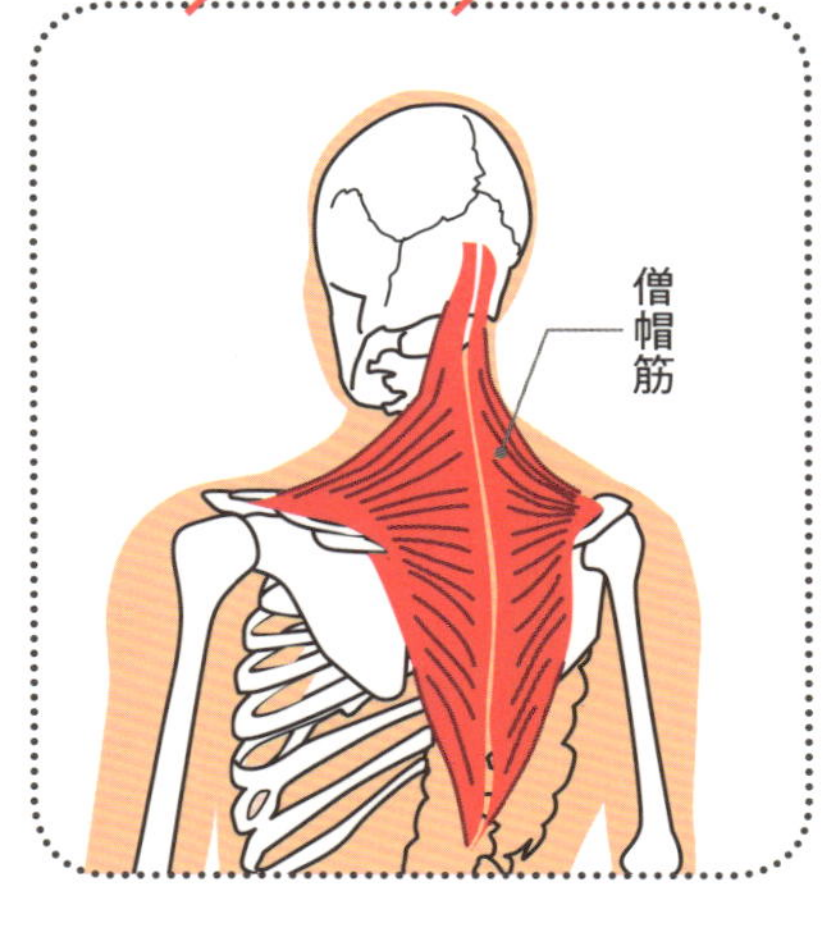

③仕上げアクティブストレッチ（家で）

筒状にしたバスタオルをタテに背骨に沿って置き、その上に上むきで寝ます。その状態で腰が浮かないように下腹に力を入れ、30秒ほど背伸びをしてお腹を伸ばします。

胸が最大限広がるようにして肘を曲げ、円を描くようにします。後ろ側の肩甲骨が下がるのをイメージして肩が下がるのを感じます。

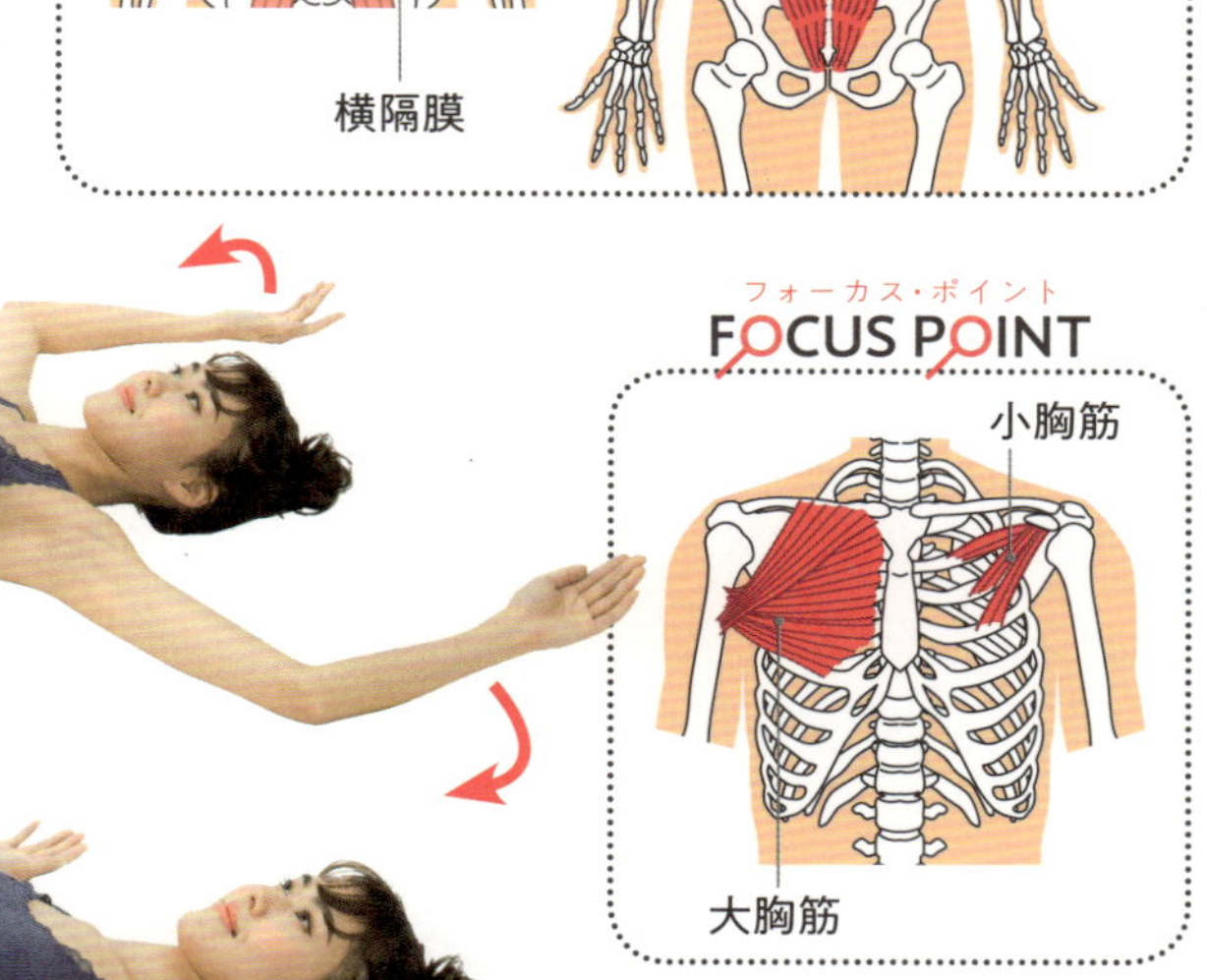

20回
円を描く

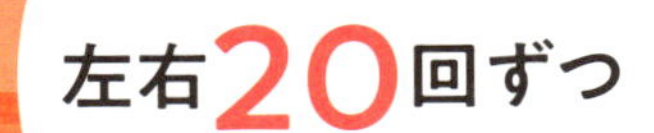

③仕上げアクティブストレッチ（会社で）

足を肩幅ほどに開き、おへその下5センチのところに左手を置き、右の手・腕を伸ばしたまま前方に振り上げて、背伸びするようにします。その時、左手で押さえている下腹部分が動かないようにすると、腰が反ることなく背伸びすることができます。反対側も同じように行います。

頭痛（後頭部）

左右5回ずつ

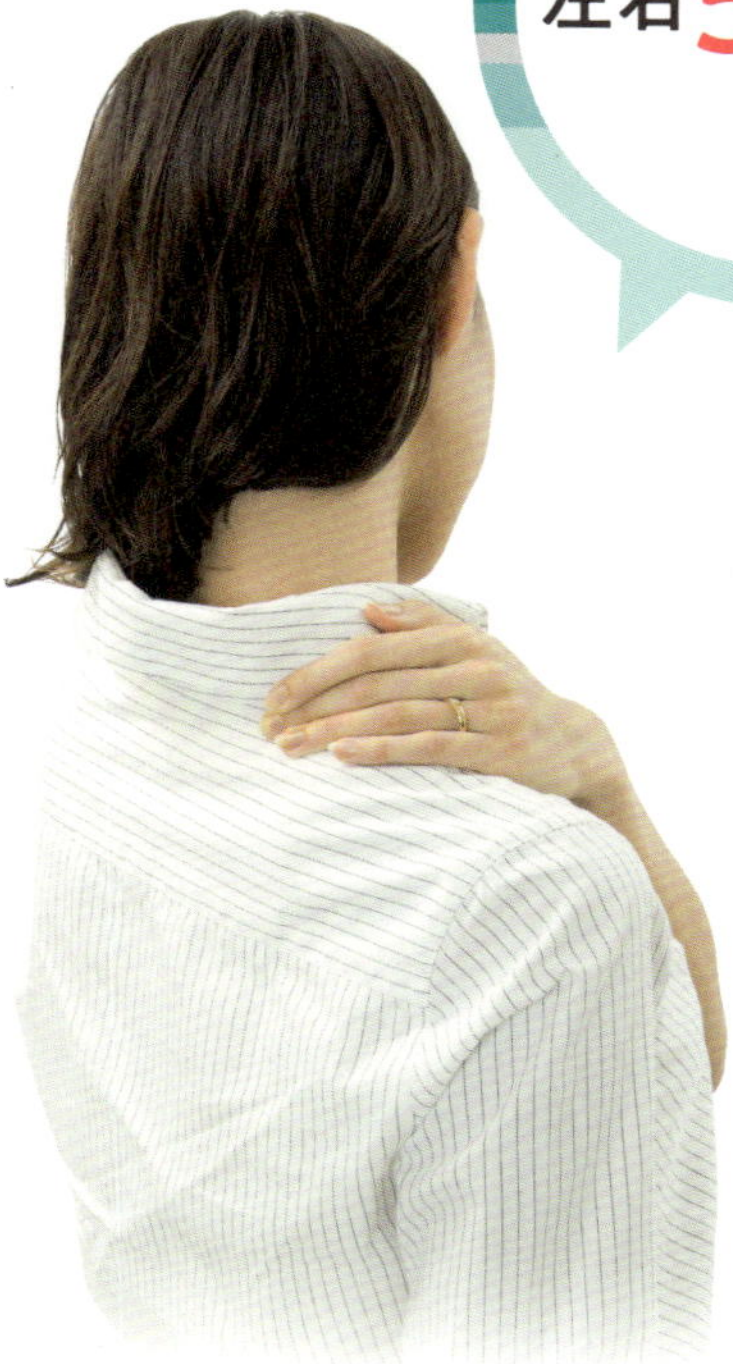

①肩の筋肉をリリース

肩こり・首こりの①をここでも行います。肩を反対の手で下方に引き下げるように押して、首を反対側の少し前方へ伸ばすように傾けます。反対側の肩の筋膜がリリースされていきます。肩息を吐きながら繰り返します。反対側も同様に行います。

これはNG!

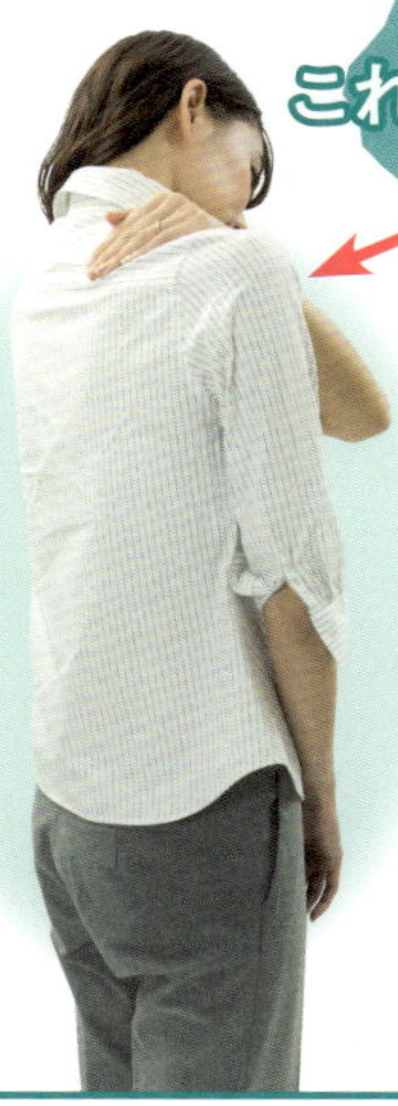

肩が前のほうに出ていては効果なし！背筋を伸ばして姿勢をよくしましょう。

フォーカス・ポイント
FOCUS POINT

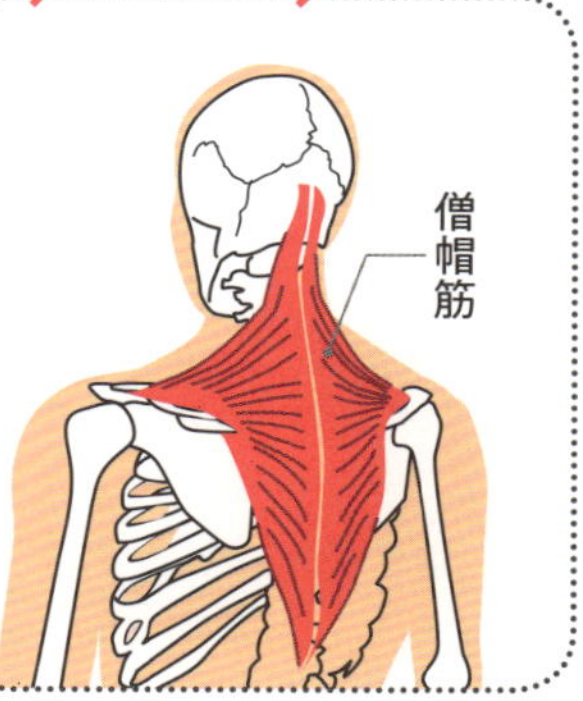

僧帽筋

②首の筋肉をリリース

左右5回ずつ

右首の後頭部部分に右手の指3本を当て、上方に押し上げます。一方、左手で首のつけ根を引き下げ、固定します。息を吐きながら3回ほど右手で押し上げます。

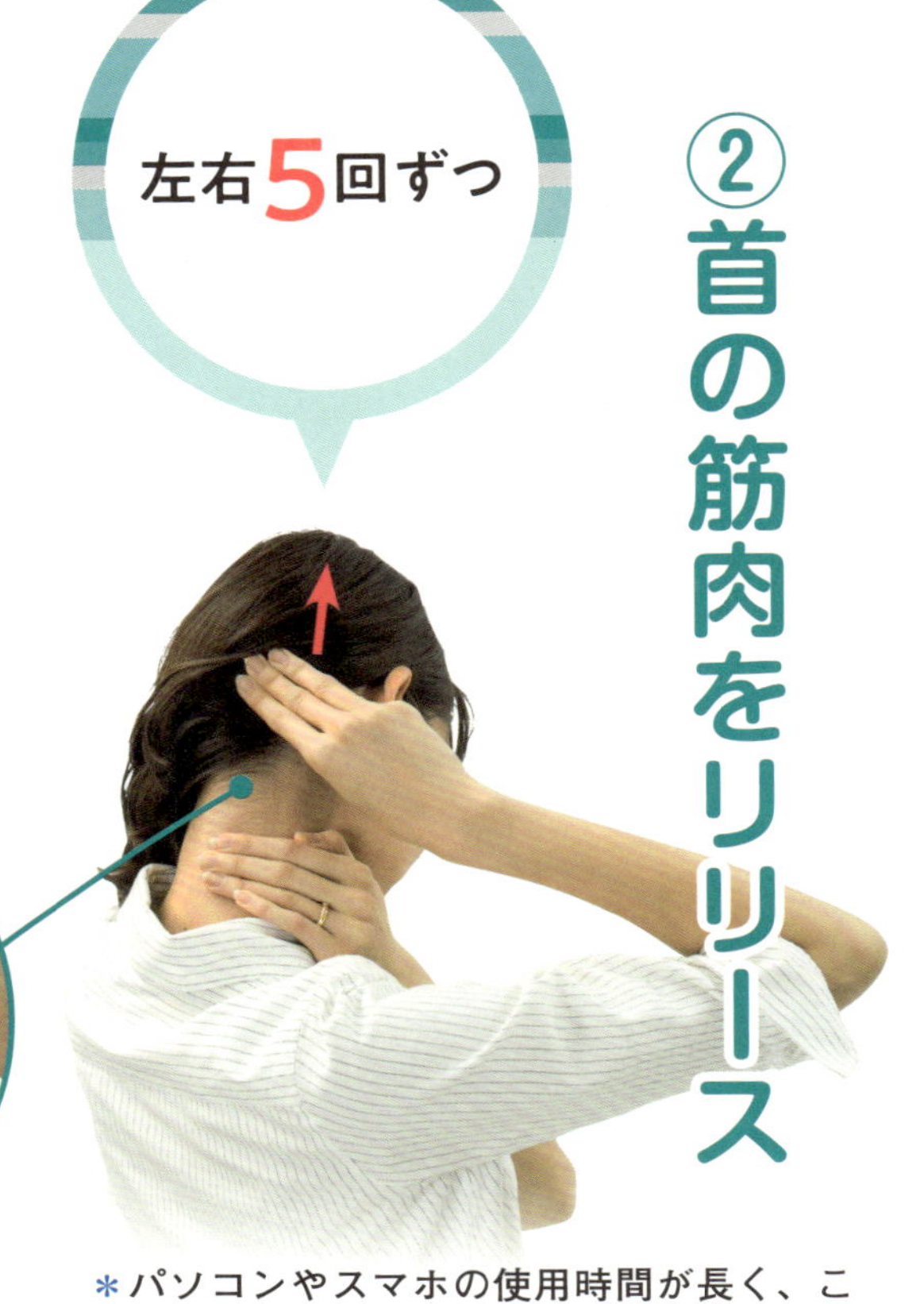

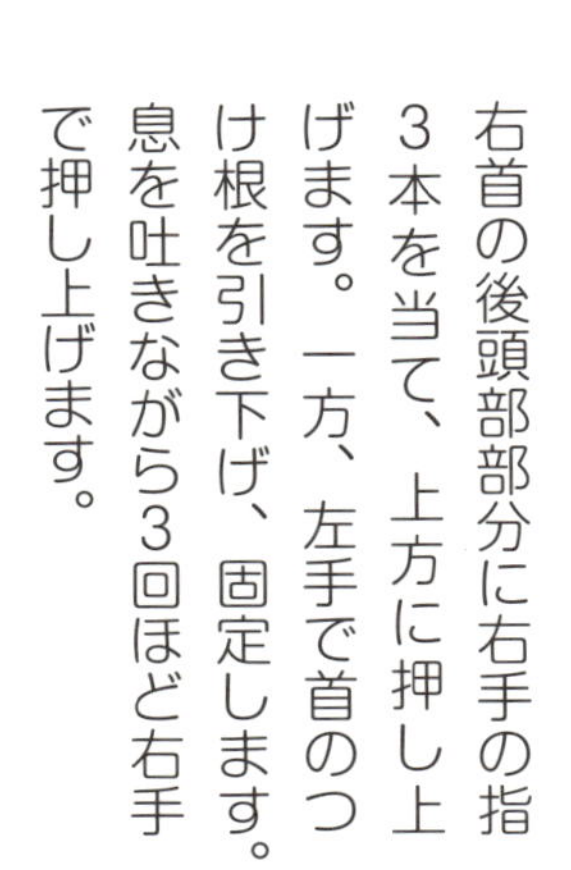

後頭部を押さえて、その間がタテに伸びて広がるイメージで行いましょう。

＊パソコンやスマホの使用時間が長く、こりが強い方は、第6章のスクリューフォーカスリリース（123ページ）もお試しください。

フォーカス・ポイント
FOCUS POINT

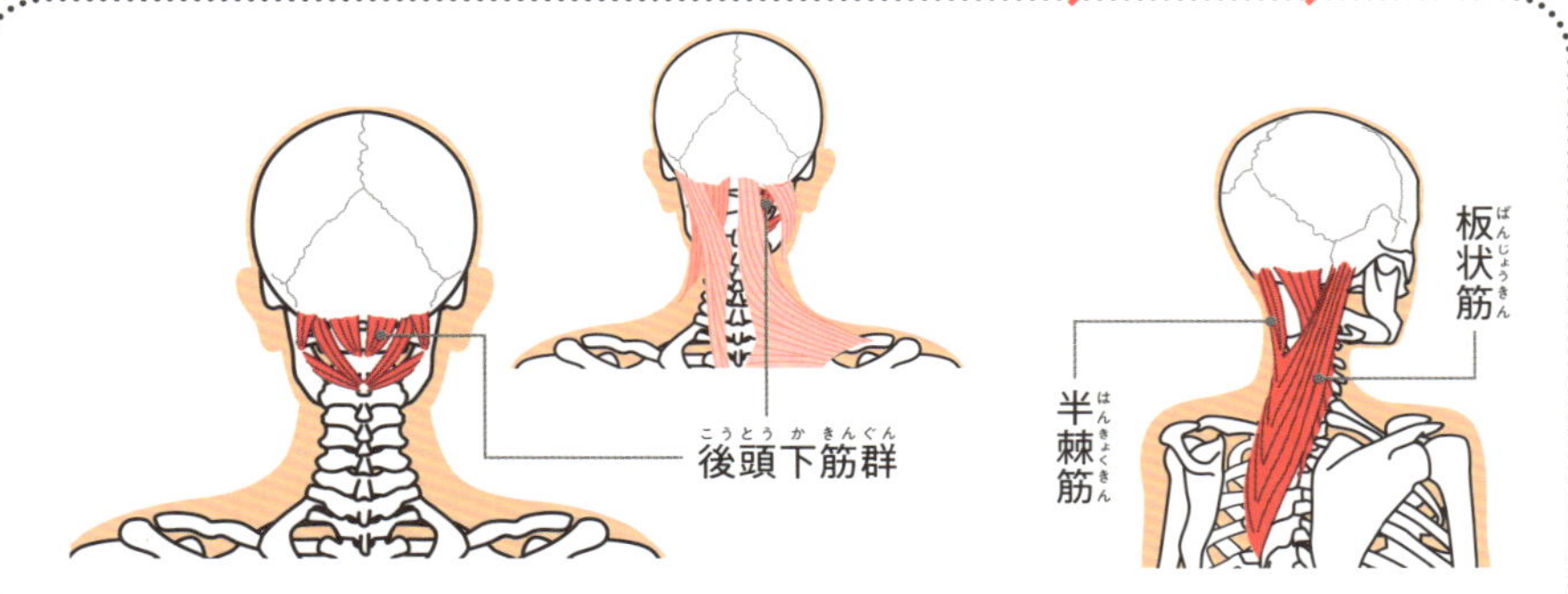

③仕上げアクティブストレッチ(家で)

筒状にまとめたタオルをタテに背骨に沿って置き、その上に上むきで寝ます。

フォーカス・ポイント
FOCUS POINT

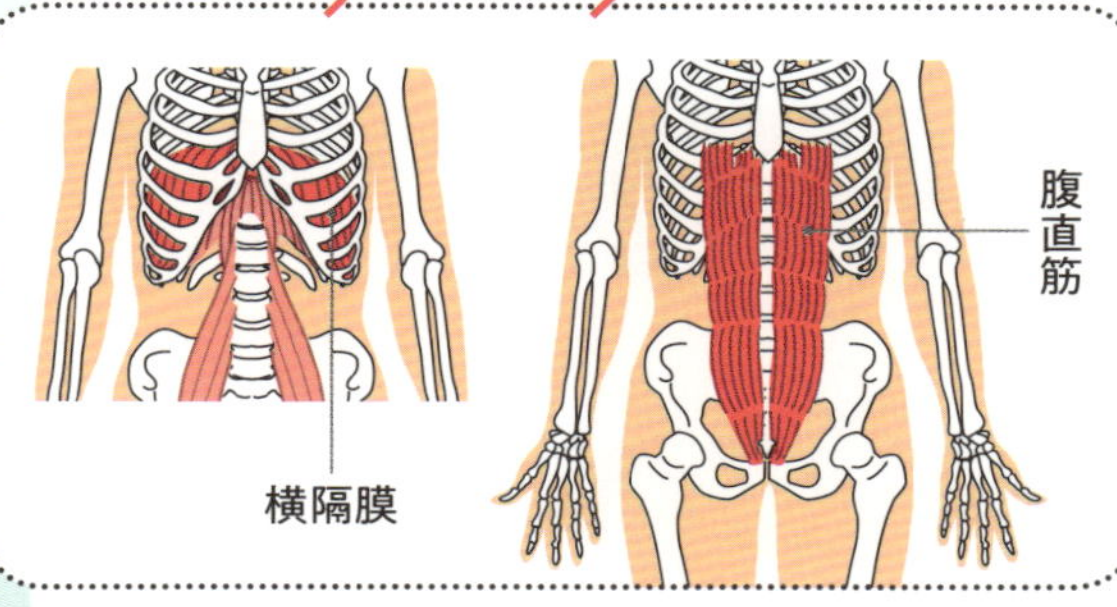

その状態で腰が浮かないように下腹に力を入れ、30秒ほど背伸びをしてお腹を伸ばします。

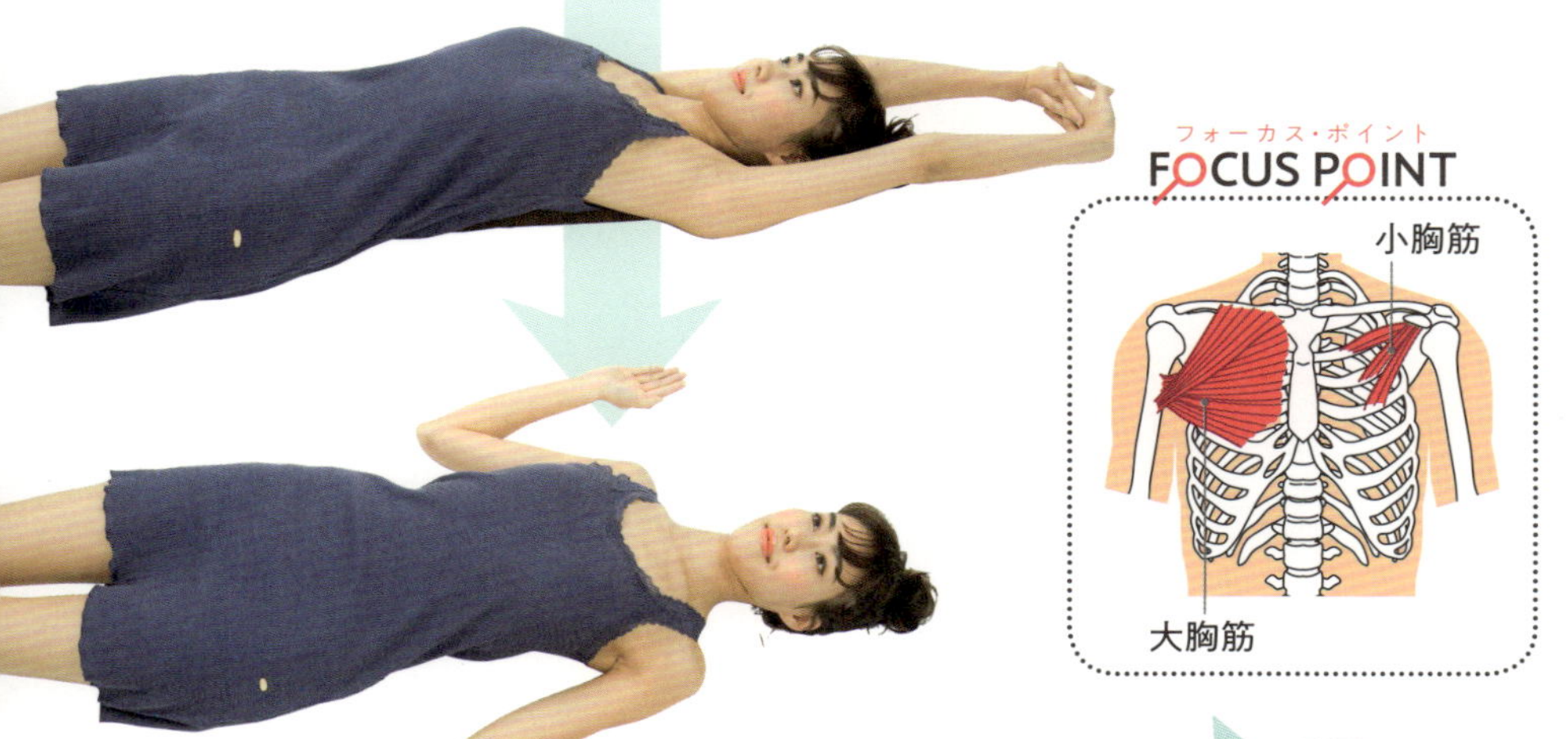

次に、胸が最大限広がるようにして肘を曲げ、円を描くようにします。後ろ側の肩甲骨が下がるのをイメージして、肩が下がるように行います。

20回
円を描く

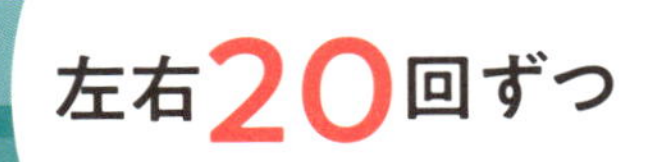

③仕上げアクティブストレッチ
（会社で）

足を肩幅ほどに開き、おへその下5センチのところに左手を置き、右の手・腕を伸ばしたまま前方に振り上げて、背伸びするようにします。その時、左手で押さえている下腹部分が動かないようにすると、腰が反ることなく背伸びすることができます。反対側も同じように行います。

背中・肩甲骨まわりのこり

①腕のつけ根を伸ばそう

肩こり・首こりの③と同じリリース法です。天井に向かって、右腕を上げます。左手で右脇を押さえて、押さえた左手で右脇を下に引き下げるように力を入れて、右手は上方にぐりぐりまわします。

右腕のつけ根が伸びるのを意識してください。息を吐きながら繰り返します。左側も同じようにリリースします。

おへそのあたり（体幹）を意識することが大事ですよ

これはNG！

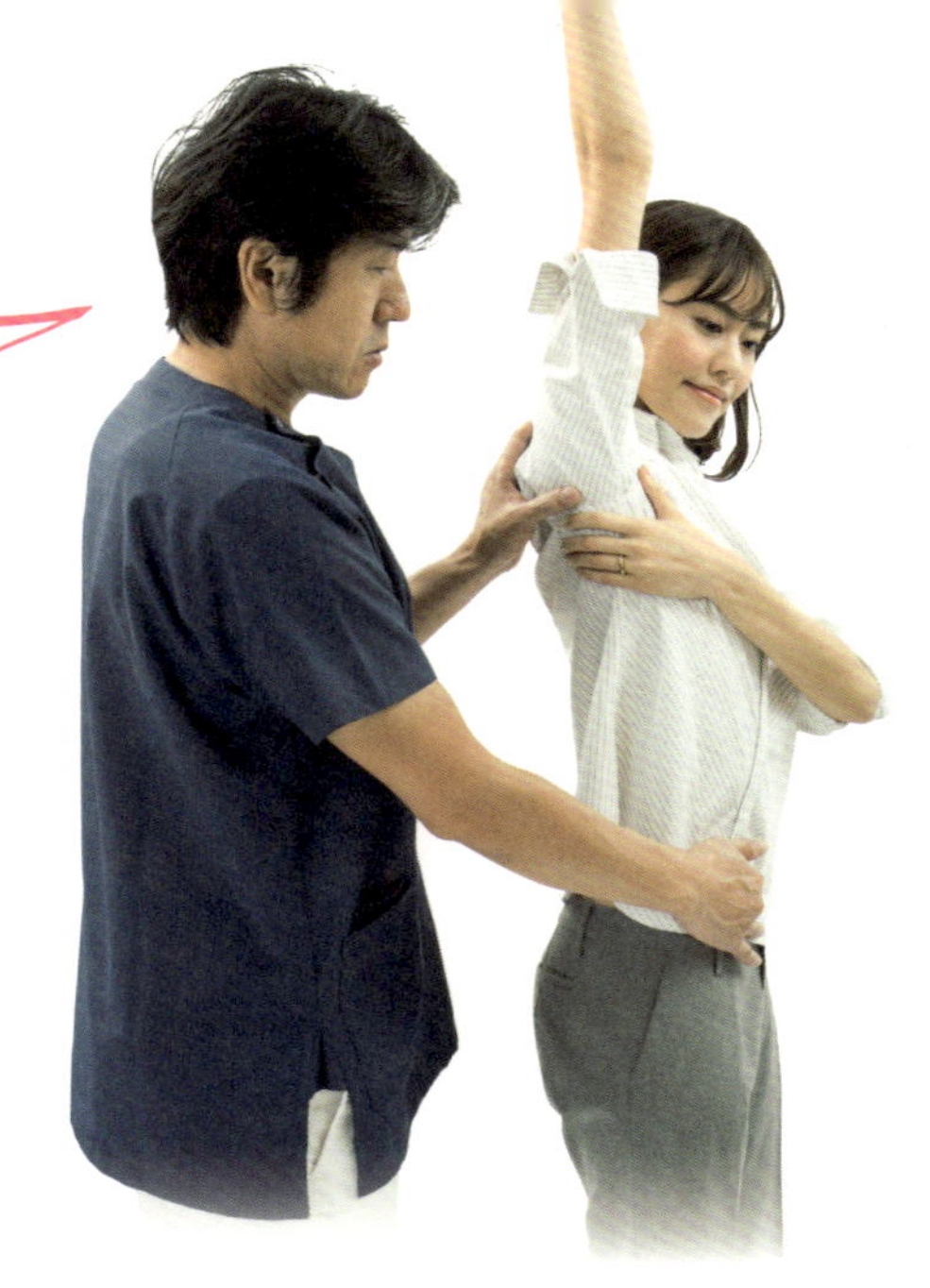

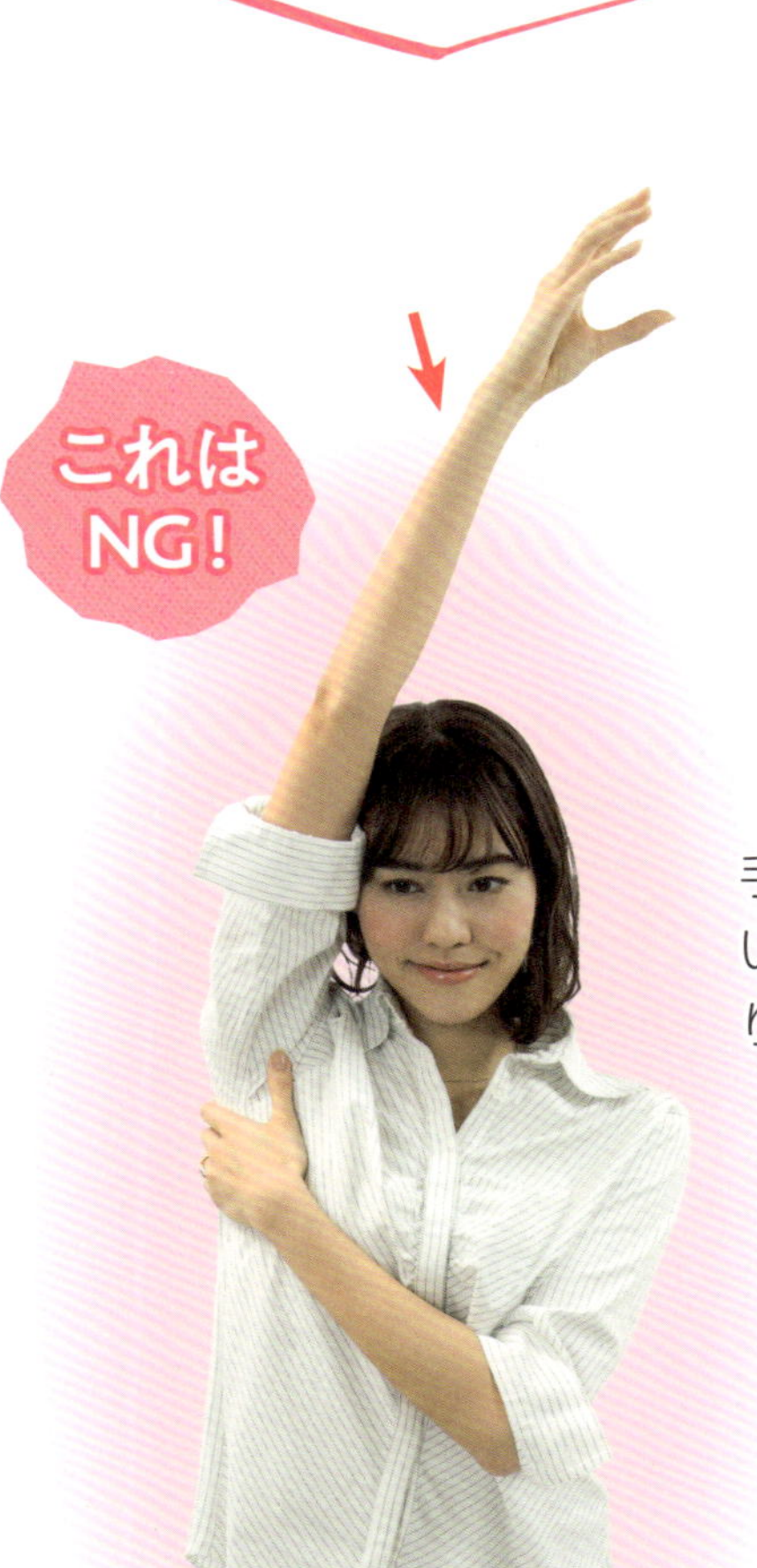

手がまっすぐ伸びていないと、効果がありません。

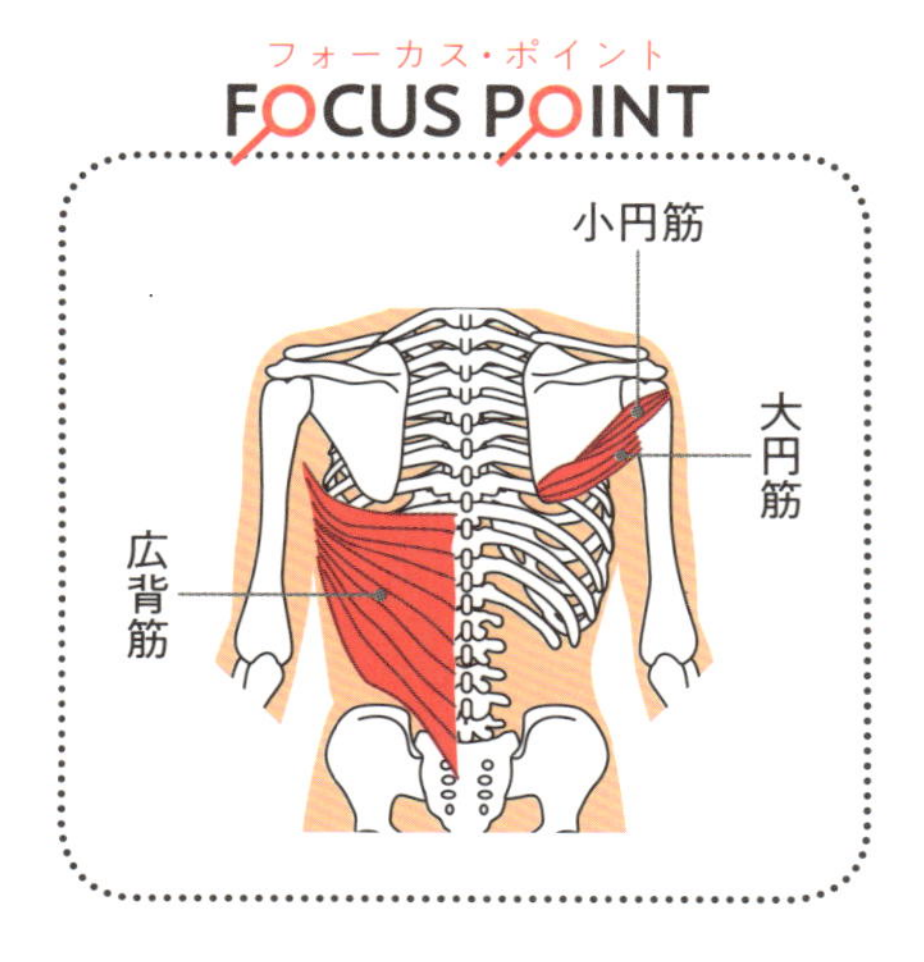

②デスクワークで固まったお腹を伸ばそう
（家で行う場合、②をプラスする）

10回繰り返す

うつ伏せになり、腕立てをするようにして、お腹を伸ばしながら、手で上体を起こします。

できるだけ遠くへ

この時に腰が反らないように注意して、下腹に力を入れ、腰ではなく背中を反らすように行ってください。頭～首～背中が遠くに伸びるイメージです。

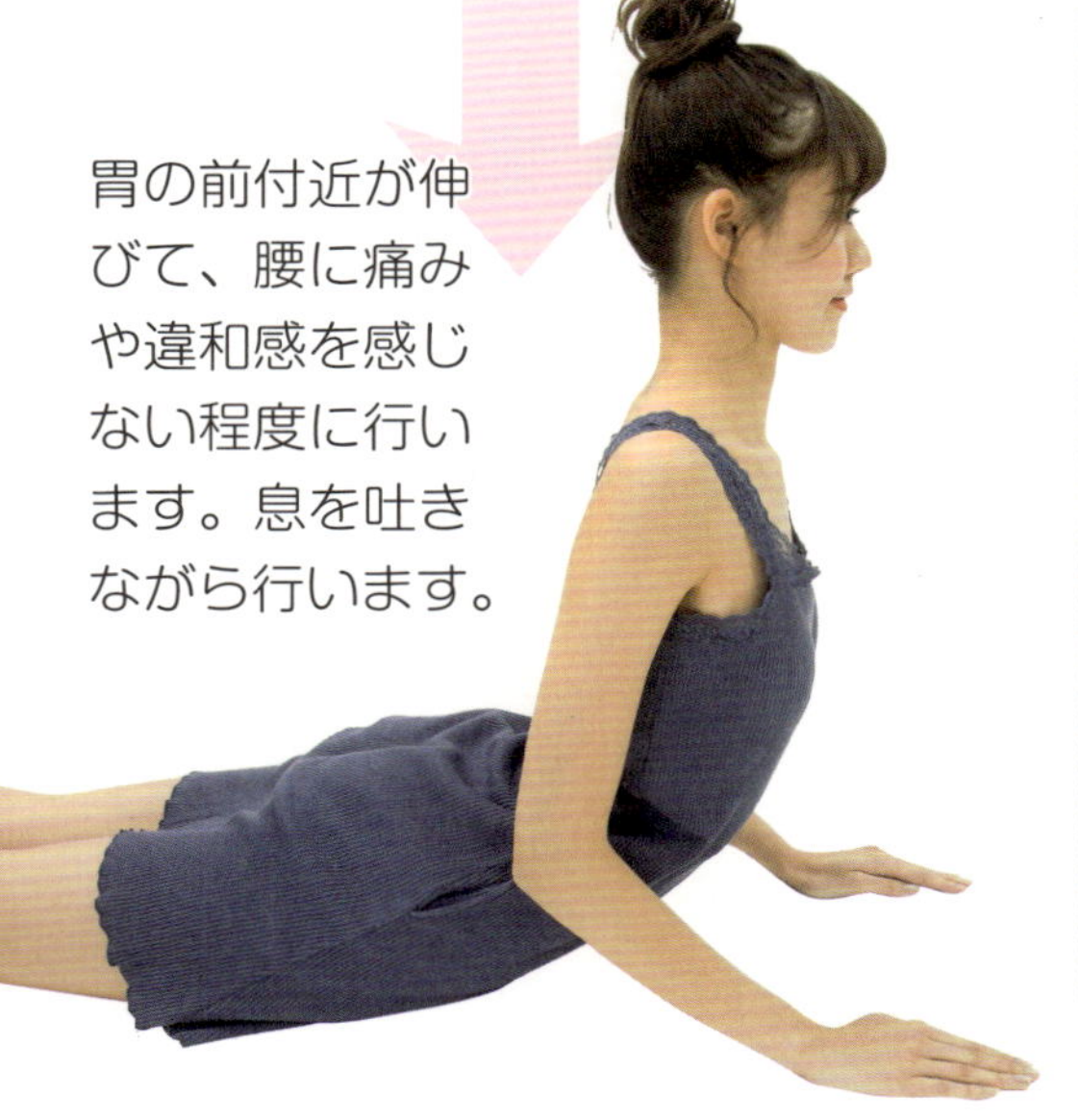

胃の前付近が伸びて、腰に痛みや違和感を感じない程度に行います。息を吐きながら行います。

フォーカス・ポイント
FOCUS POINT

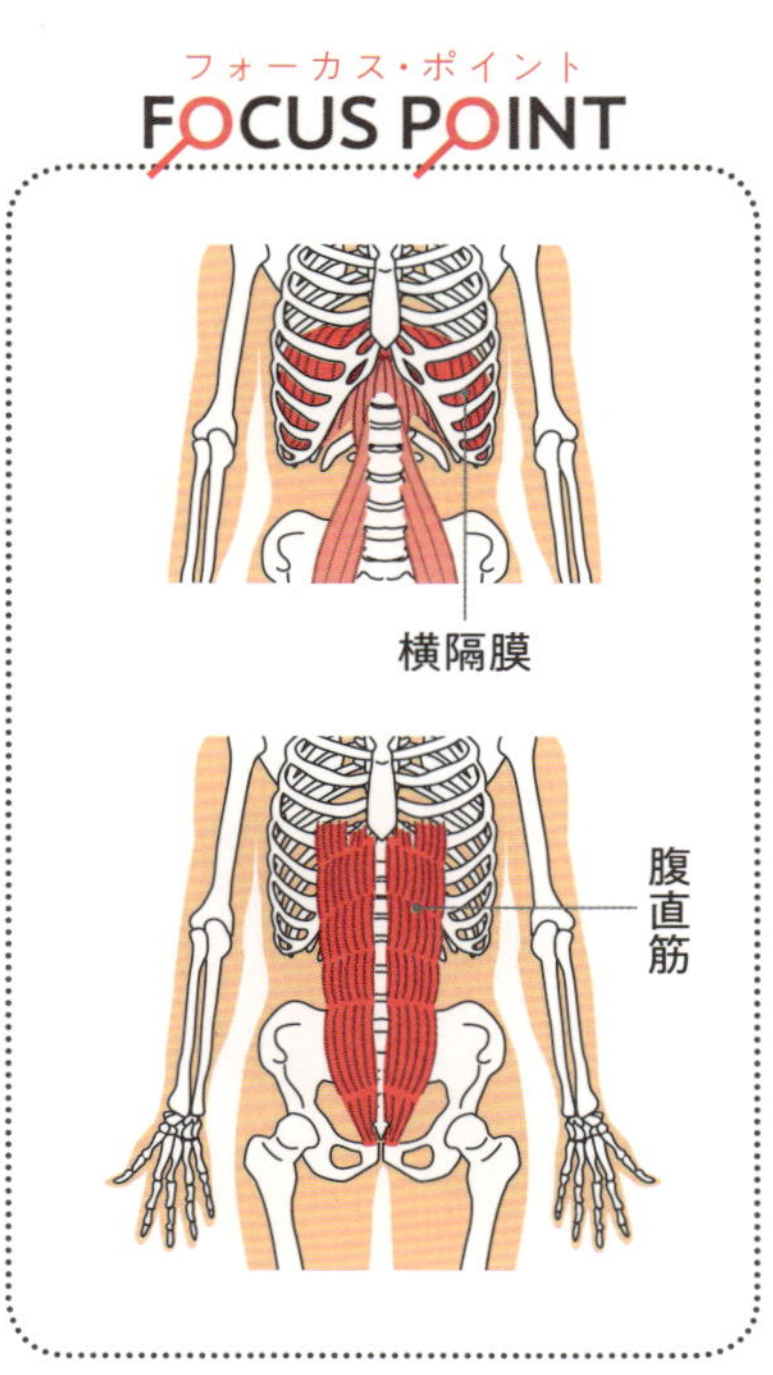

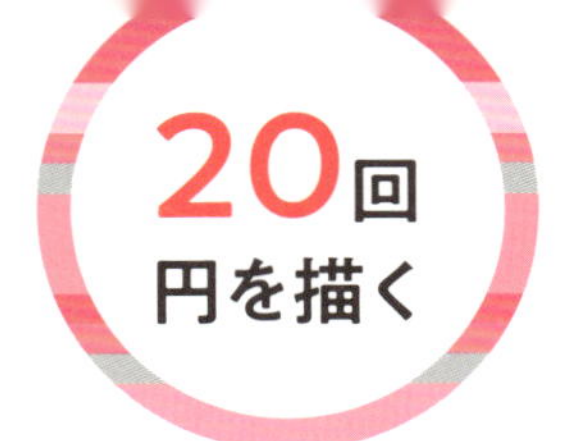

③仕上げアクティブストレッチ（家で）

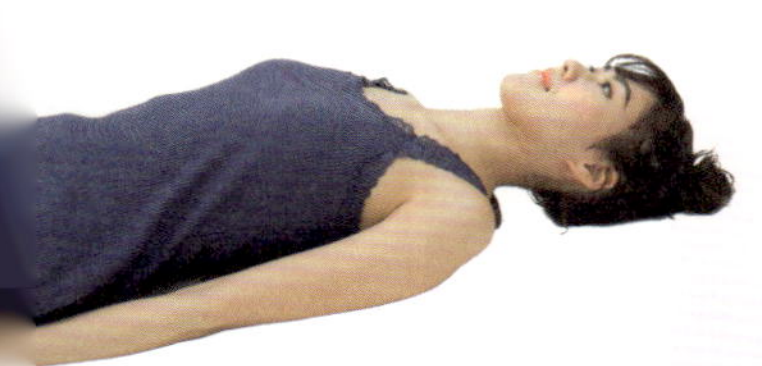

筒状にまとめたタオルをタテに背骨に沿って置き、その上に上むきで寝ます。

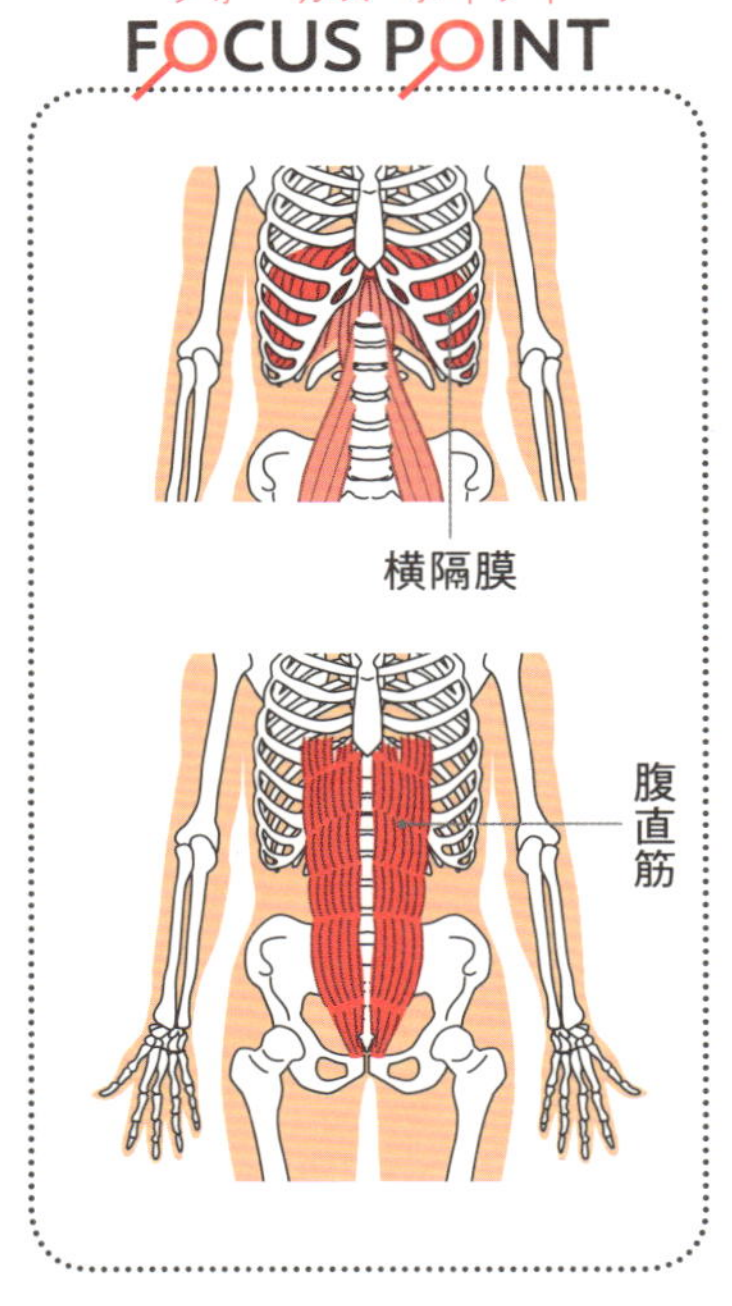

その状態で腰が浮かないように下腹に力を入れ、30秒ほど背伸びをしてお腹を伸ばします。

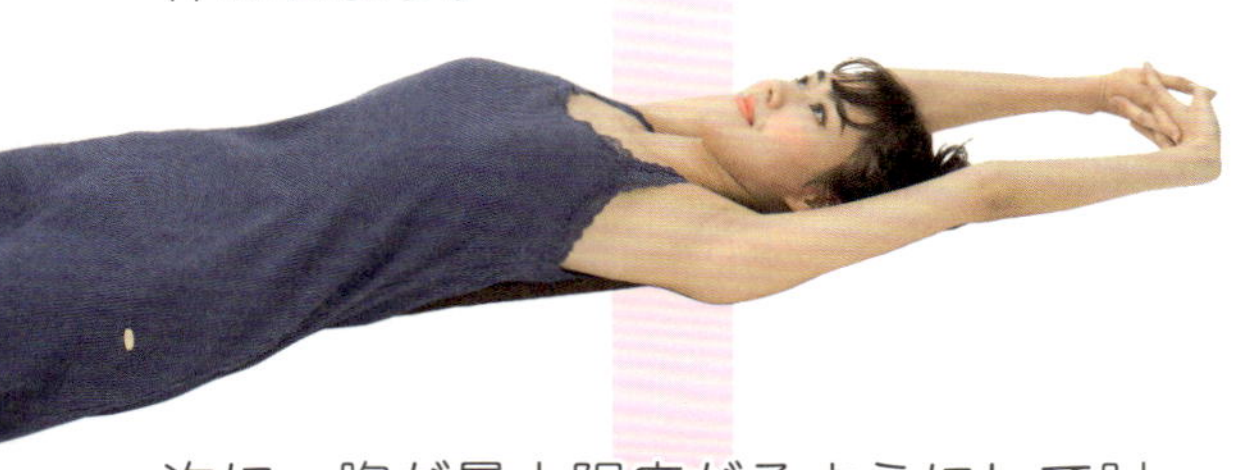

次に、胸が最大限広がるようにして肘を曲げ、円を描くようにします。後ろ側の肩甲骨が下がるのをイメージして、肩が下がるのを感じます。

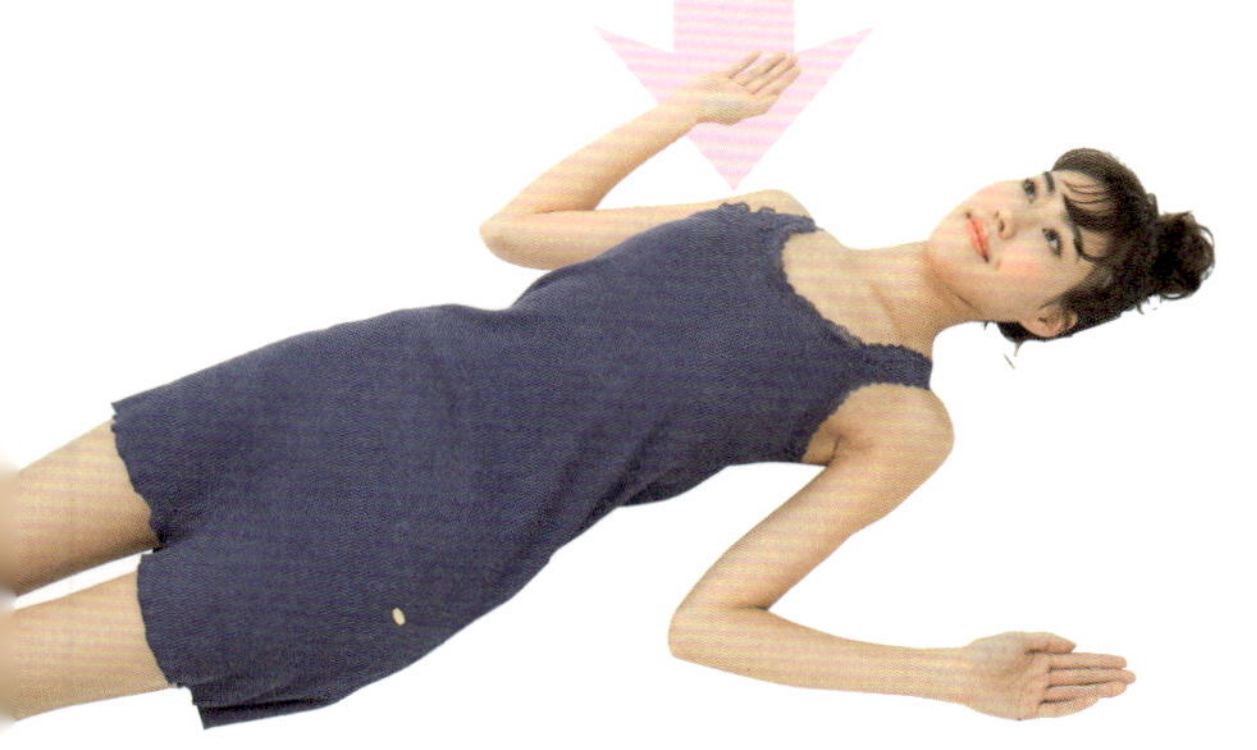

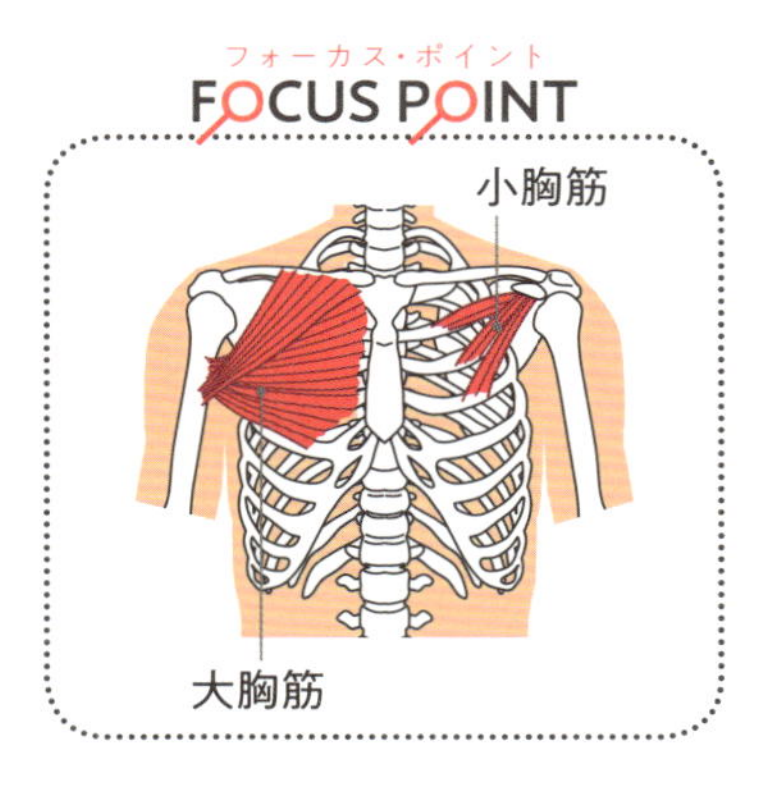

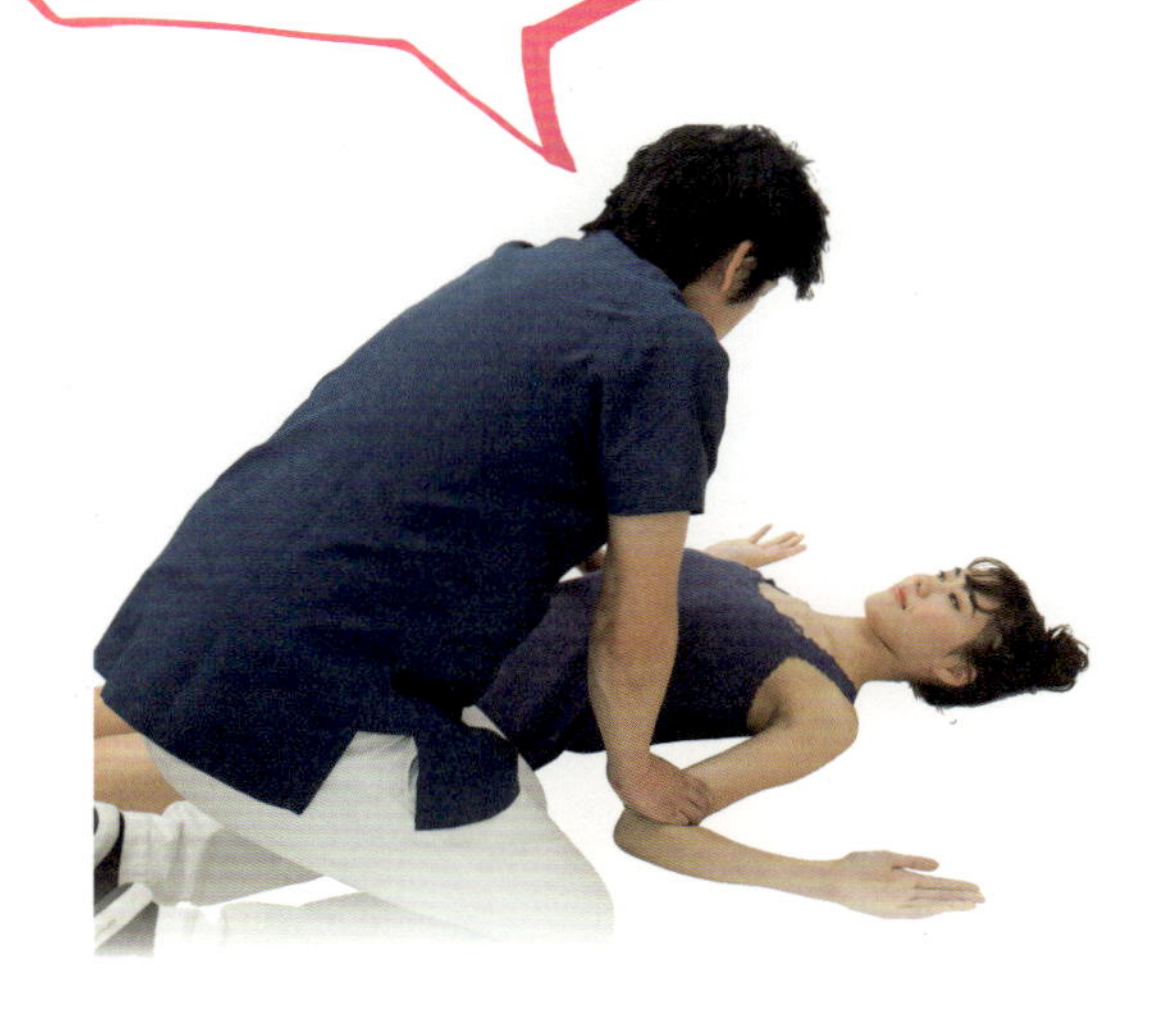

胸を開くのが最優先で、その後に肩甲骨を意識して下げます。その時、腰が浮かないように注意してください

左右
20回ずつ

③仕上げアクティブストレッチ（会社で）

足を肩幅ほどに開き、おへその下5センチのところに左手を置き、右の手・腕を伸ばしたまま前方に振り上げて、背伸びするようにします。その時、左手で押さえている下腹部分が動かないようにすると、腰が反ることなく背伸びすることができます。反対側も同じように行います。

腰痛

①デスクワークで固まった腰を伸ばそう

左右
5回ずつ

肩幅ほどに足を開いて立ちます。その状態から伸ばす側の腕を挙げます。右腰を伸ばす場合は、右手首を左手で握って、左上前方へ右腰が伸びるのを感じながら引き伸ばします。この時、骨盤が一緒に引き上げられないように、下腹に力を入れるのがポイントです。反対側も同様に。息を吐きながら行います。

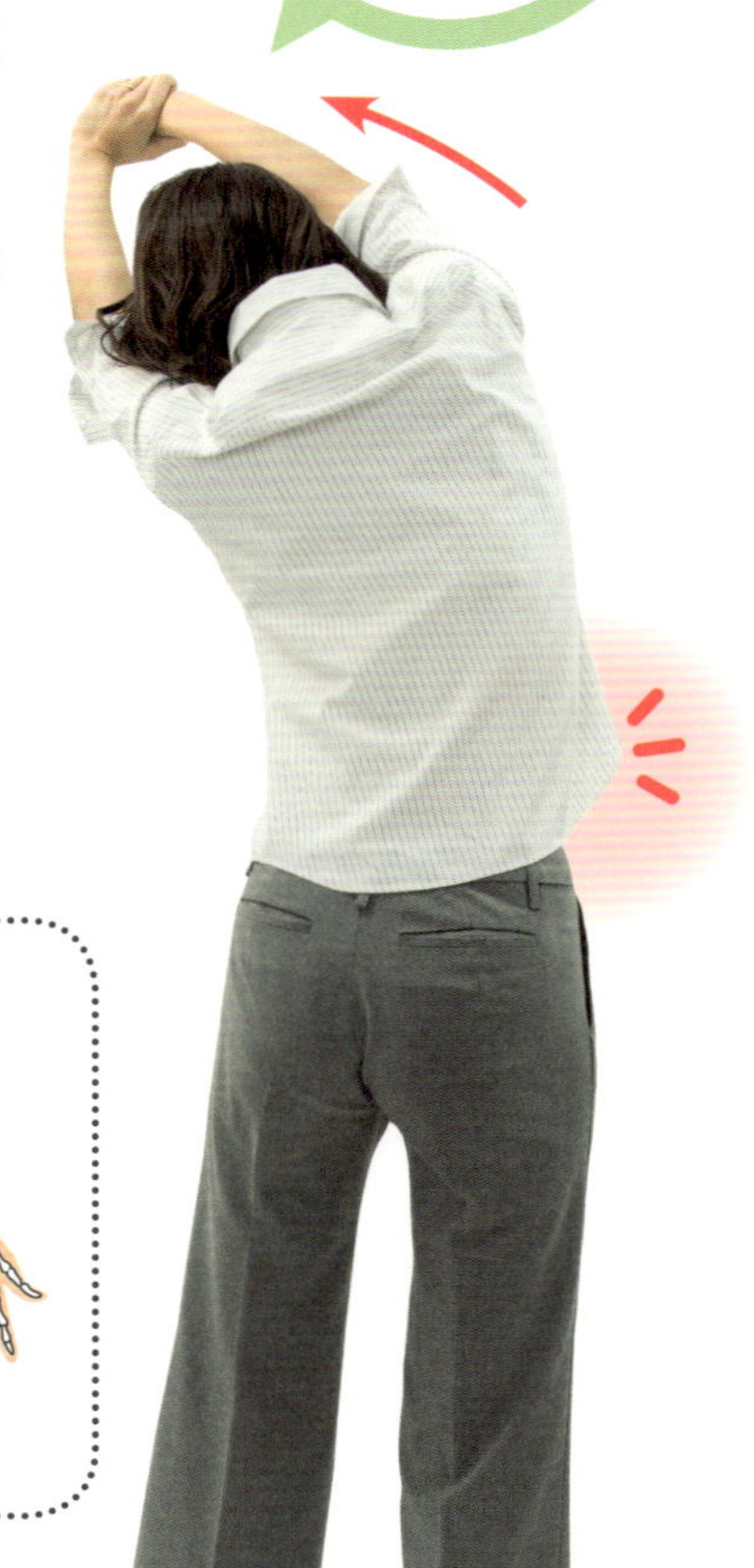

フォーカス・ポイント
FOCUS POINT

腰方形筋（ようほうけいきん）

正しい
姿勢

これは
NG!

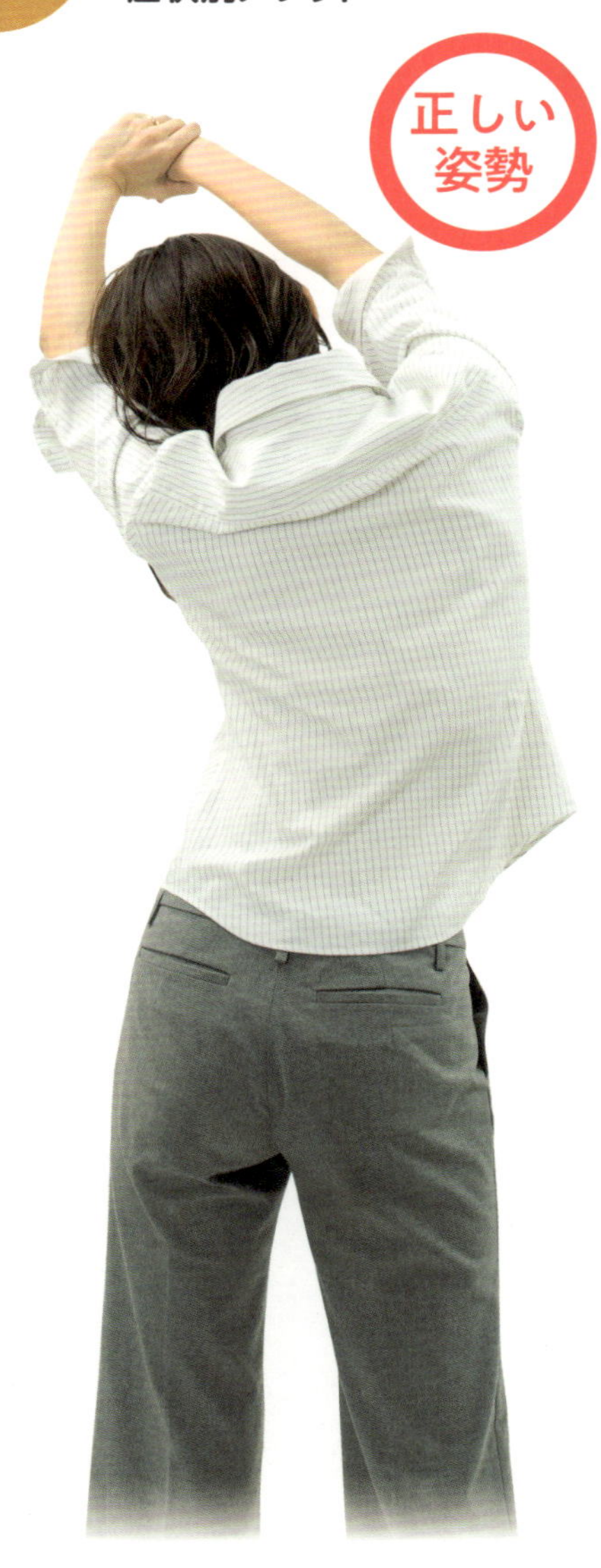

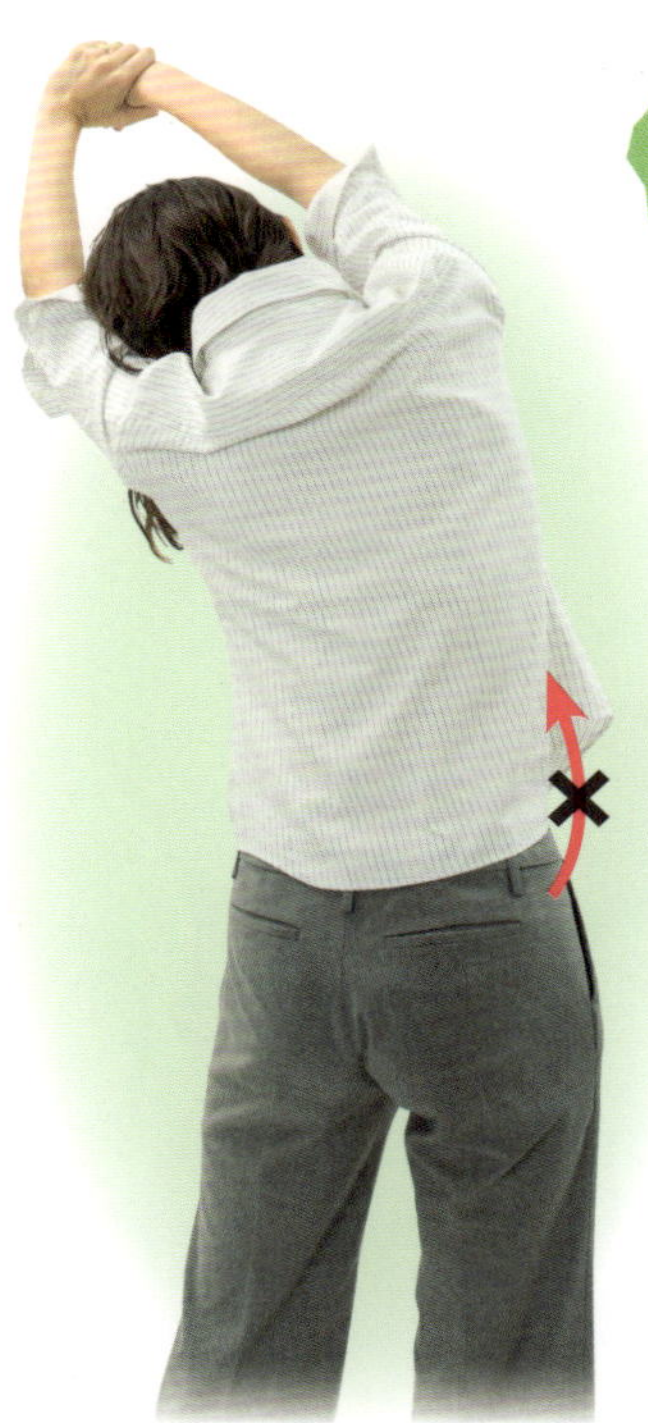

骨盤が一緒に動いていってしまっては効果がありません。

腕はまっすぐに。曲がったりしないように気をつけてください

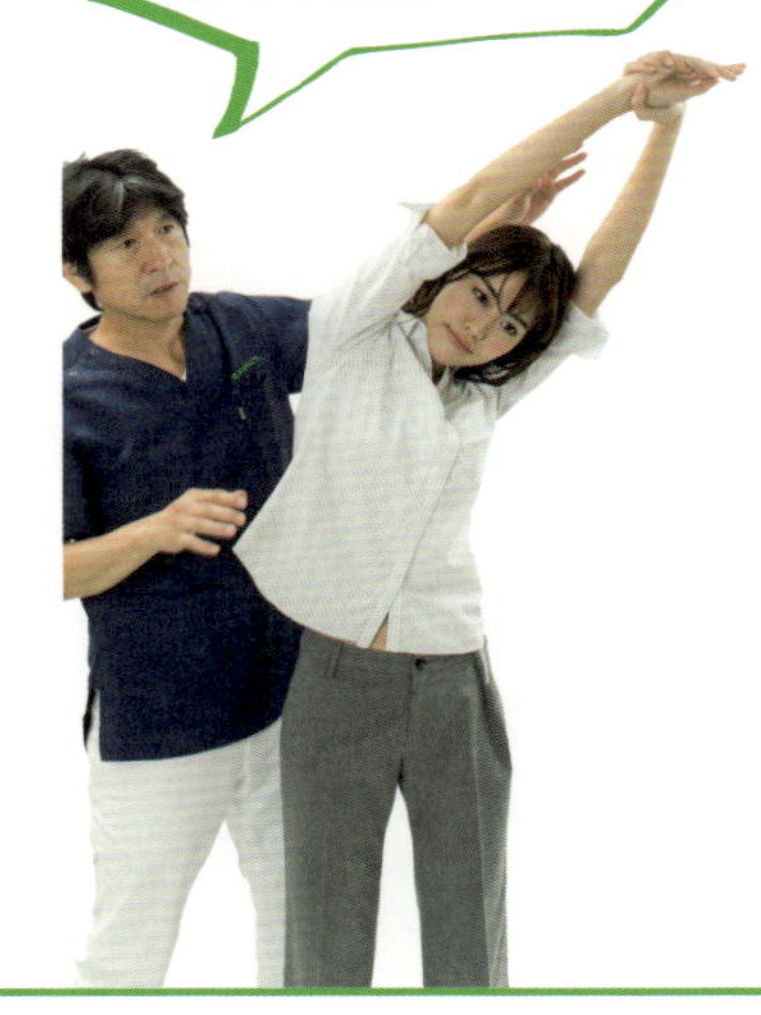

しっかり下腹に力を入れて
骨盤が動かないように。

②デスクワークで固まった太ももを伸ばそう

肩幅程度に足を開いて立ちます。その状態から伸ばす側の足の甲を後方に持ち上げます。右太もも前を伸ばす場合は、右足を右手で持って（立ったままバランスがとれる場合は両手で足の甲を持ちます）、右太ももがストレッチされるのを感じながら、徐々に上方に伸ばします。この時、骨盤が一緒に引き上げられないように、下腹に力を入れるのがポイントです。反対側も同様に。息を吐きながら行います。

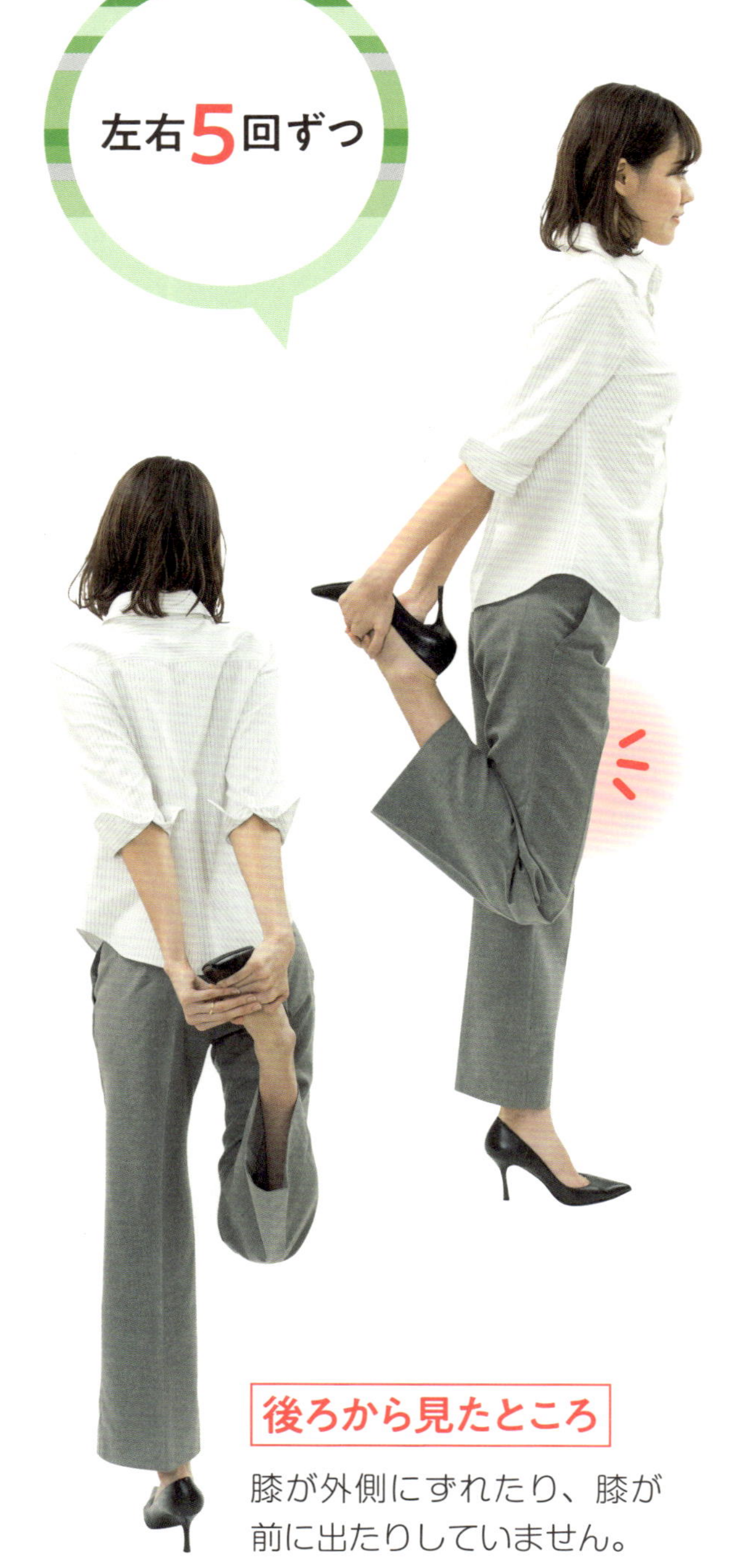

後ろから見たところ

膝が外側にずれたり、膝が前に出たりしていません。

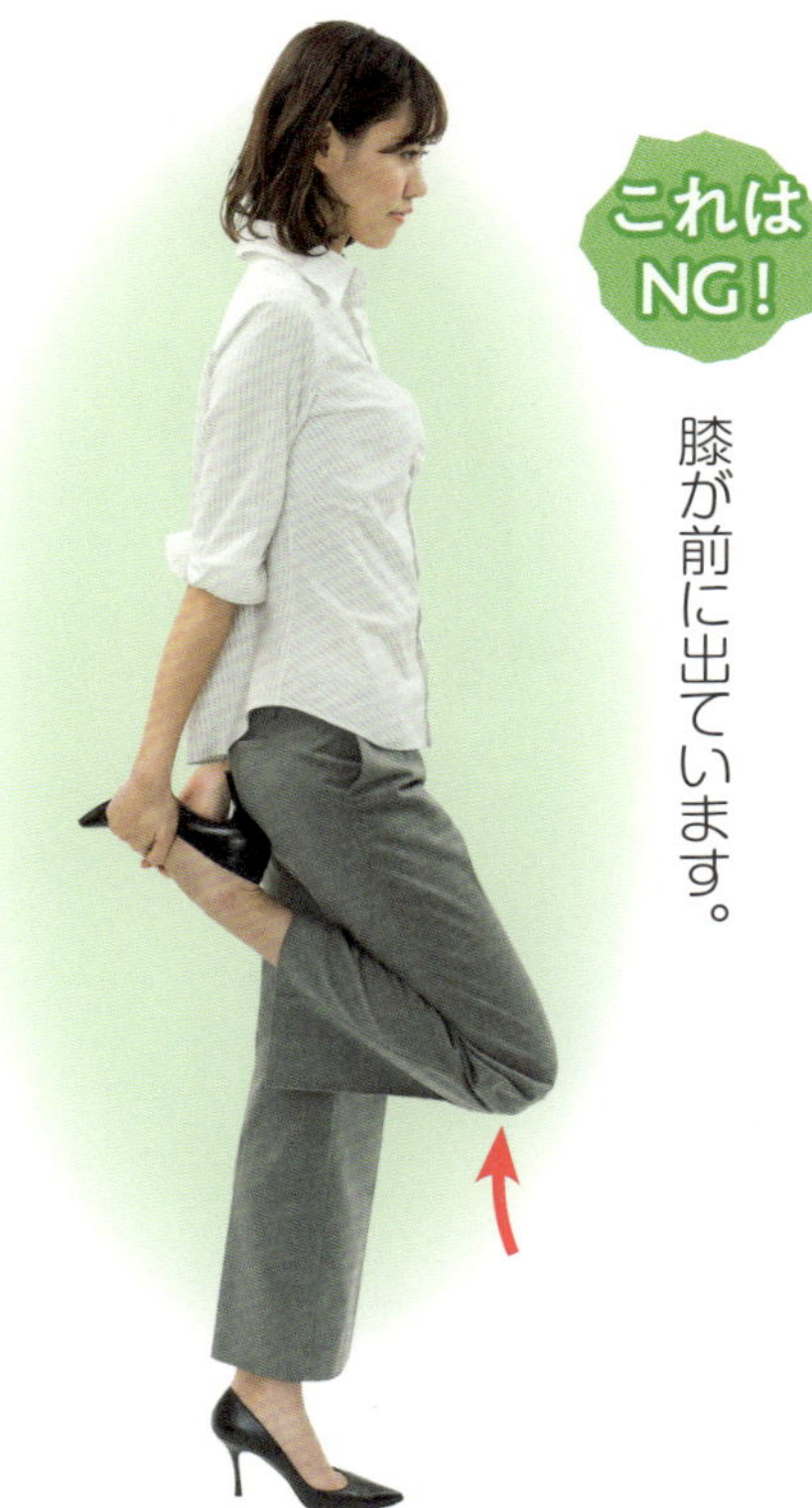

これは NG!

膝が前に出ています。

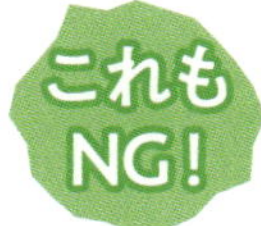

これも NG!

膝が外側に出ています。

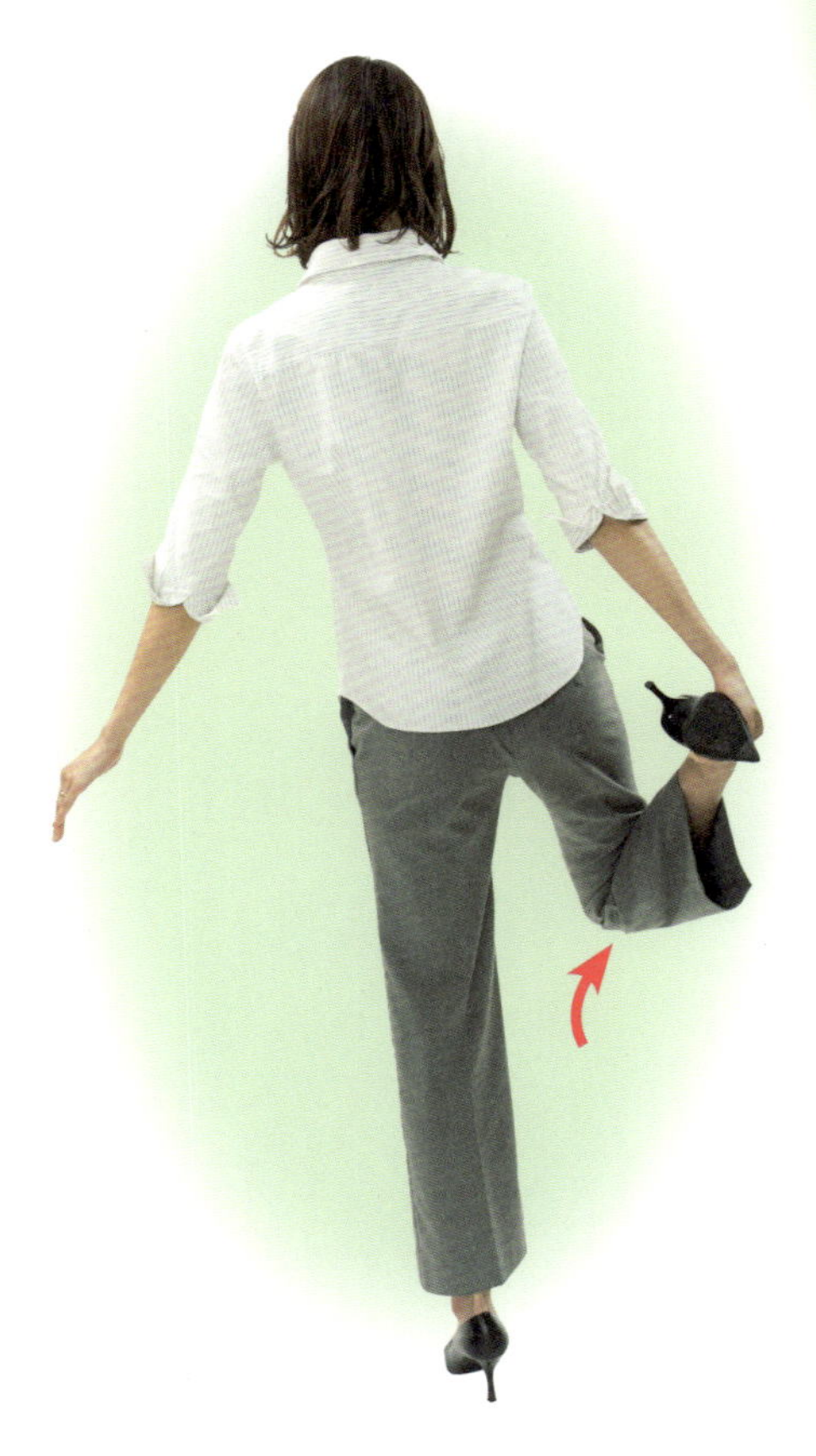

フォーカス・ポイント
FOCUS POINT

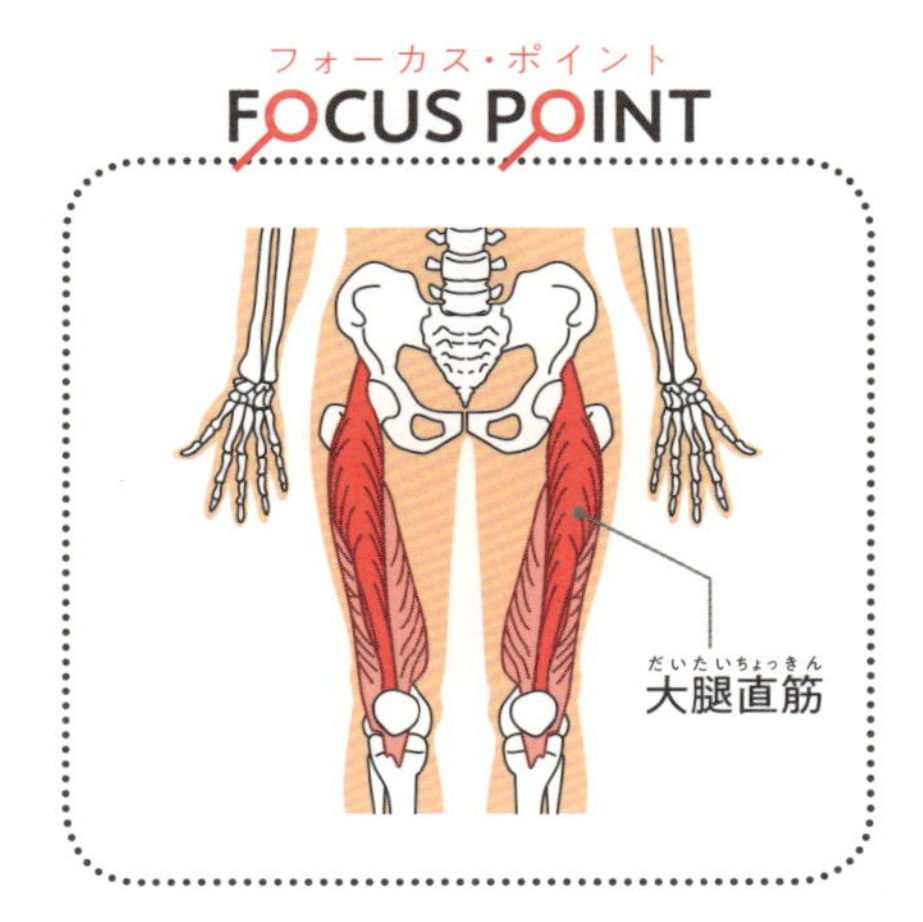

③仕上げアクティブストレッチ

10回
繰り返す

デスクワークで後ろに傾いた骨盤を立たせます。軽く足を開いて立ち、そのまま胸を開いて背中側に腕をまわし、左右の骨盤(仙腸関節)に拳を当てます。

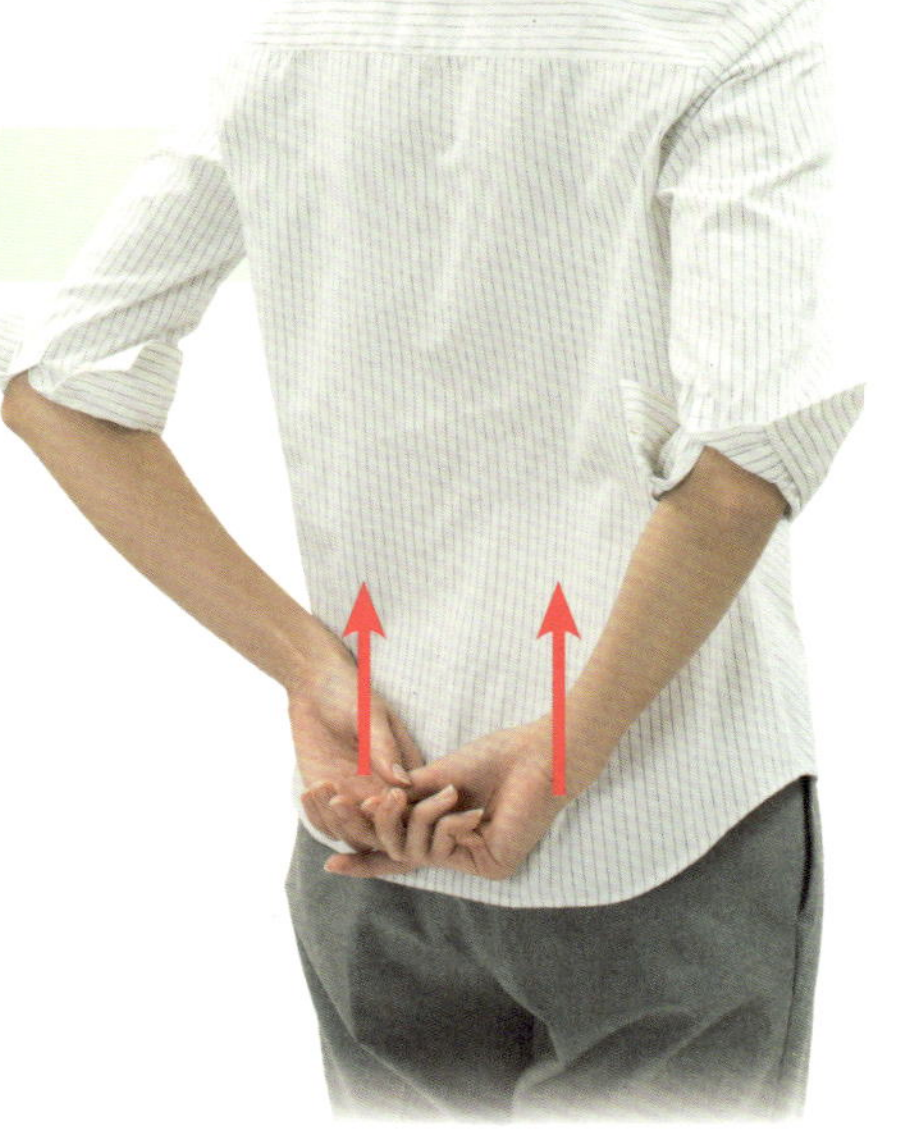

フォーカス・ポイント
FOCUS POINT

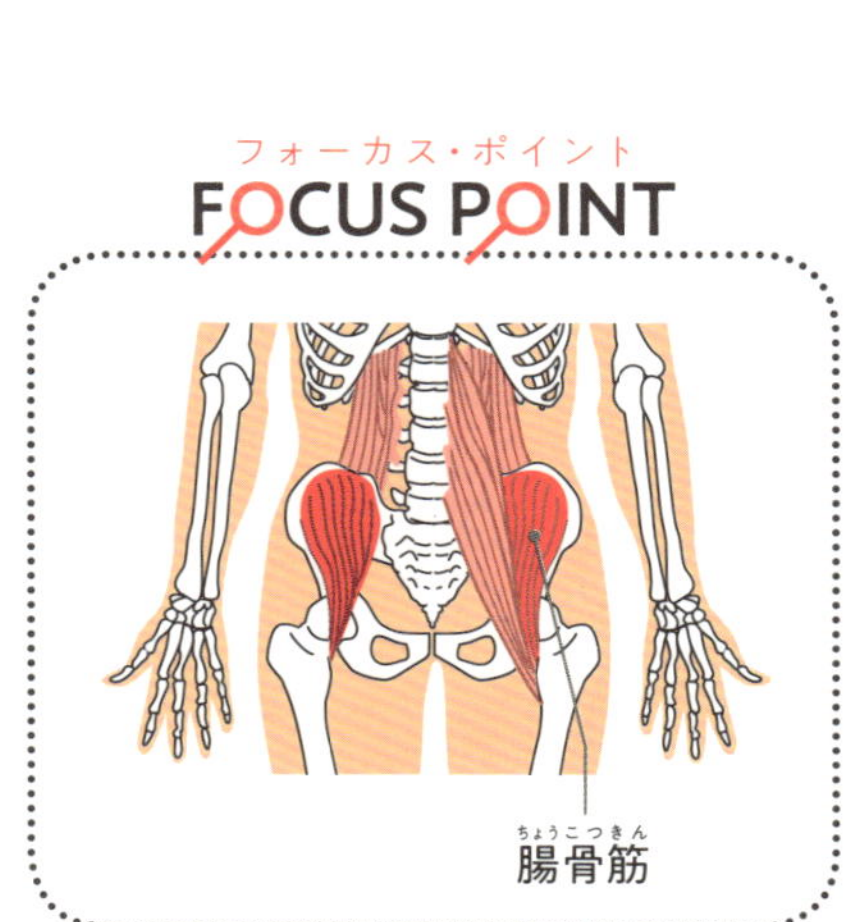

その状態から拳で骨盤を押し上げます。胸が開いているのを感じながら、腰を反らさないようにするのがポイント。下腹に力を入れ、胸を開くと骨盤が自然に前に傾きます。その動きをサポートするようなイメージで、骨盤をさするように拳で持ち上げます。息を吸いながら行います。

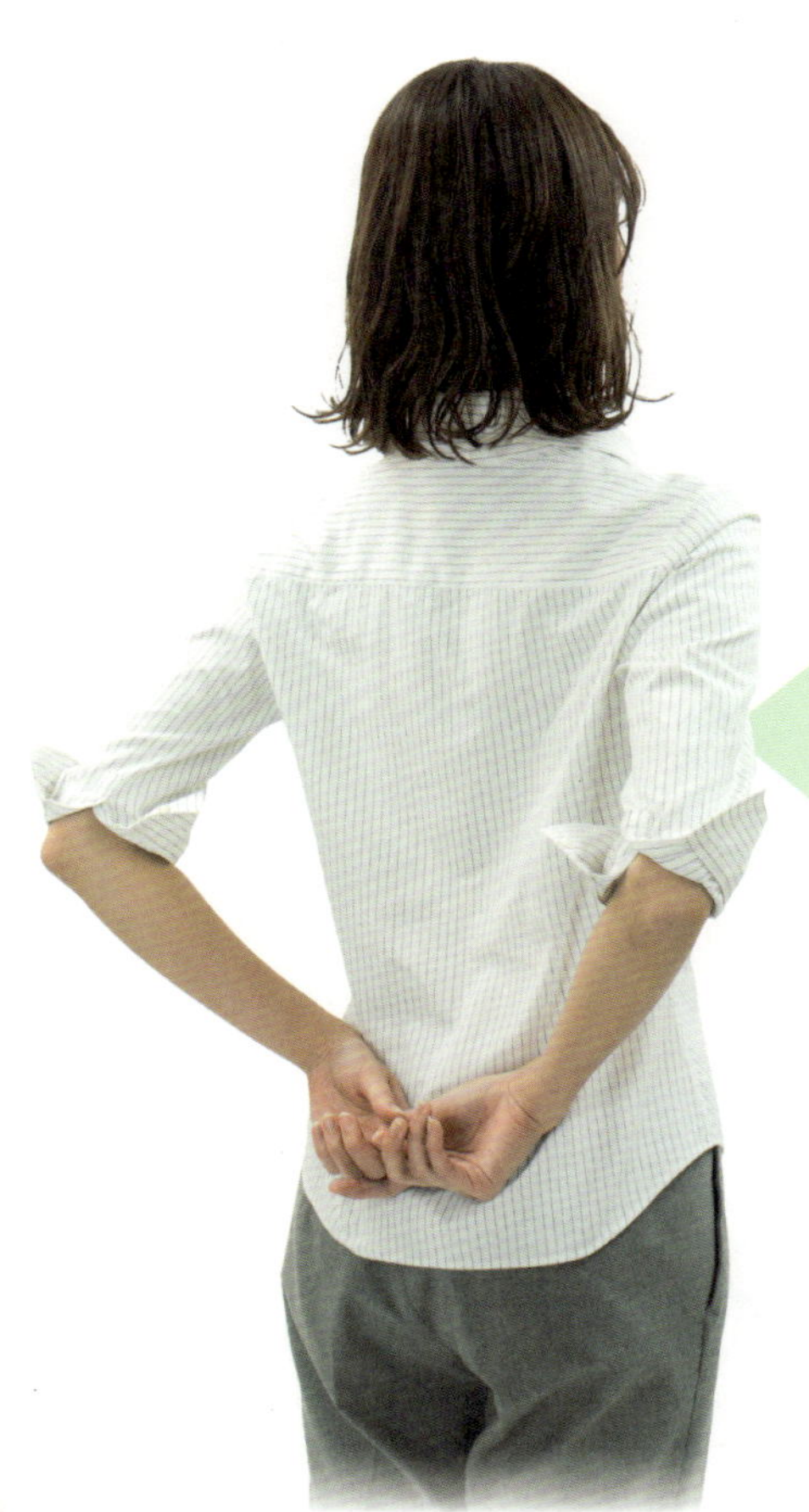

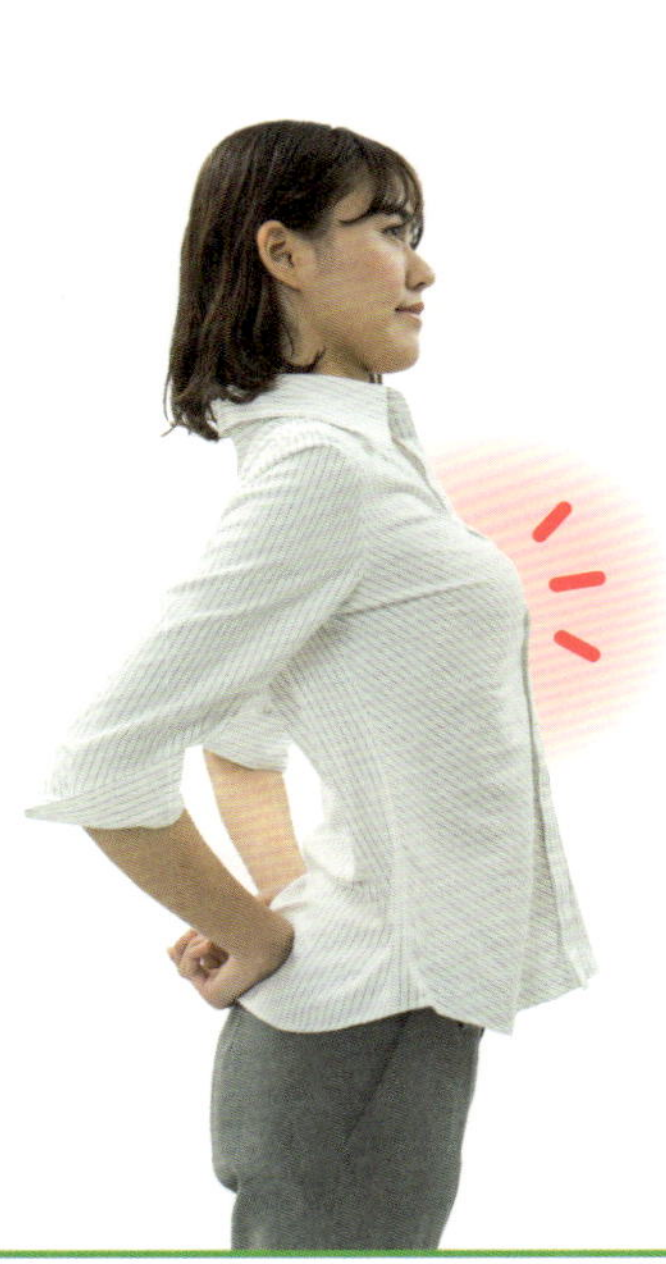

背筋を伸ばして

姿勢よく、胸をよく開くことが大事です。

10回
繰り返す

脚のつけ根の痛みやこり

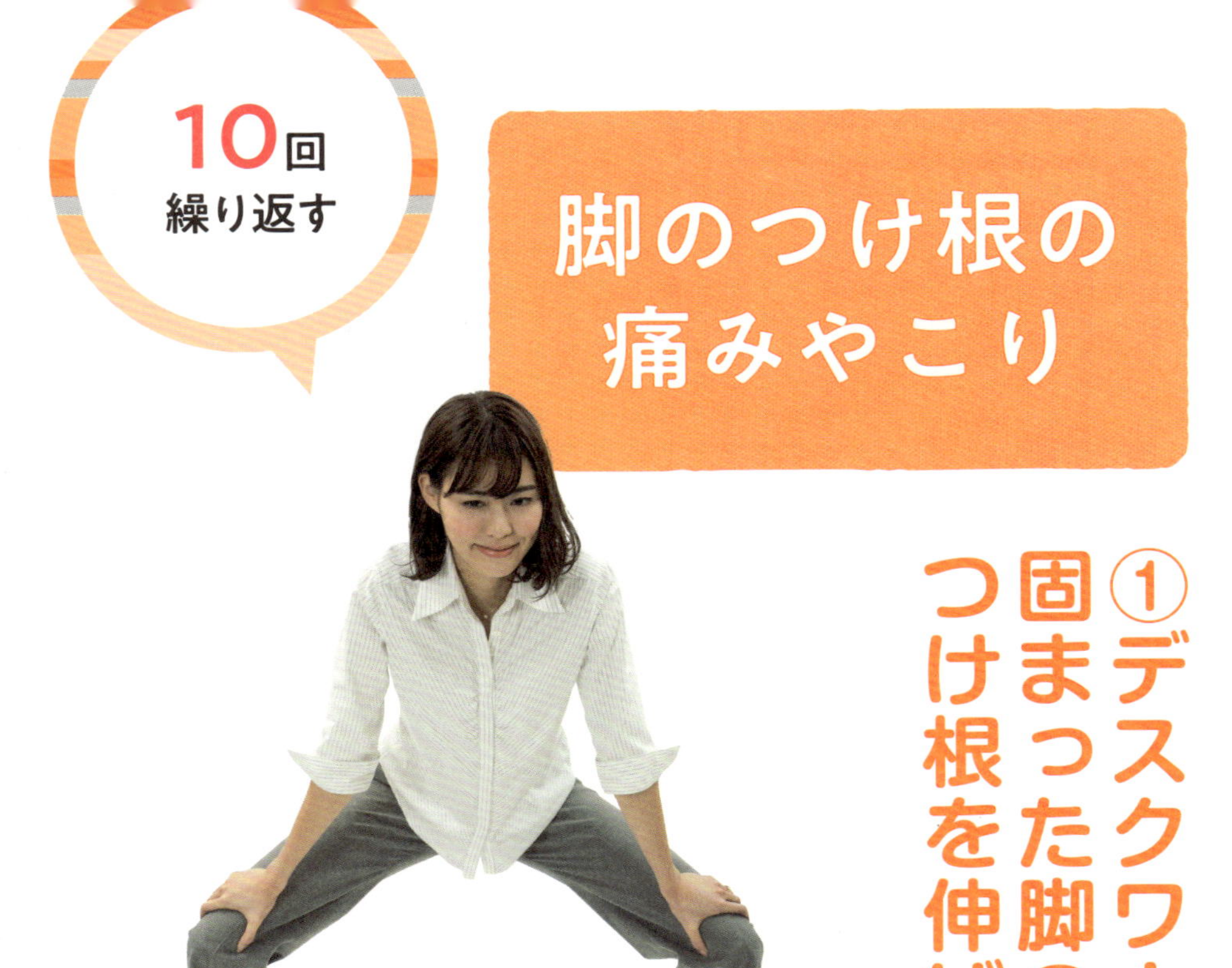

①デスクワークで固まった脚のつけ根を伸ばそう

脚を広げて立ちます。お相撲の四股(しこ)のイメージで両手を膝に当て、股を広げるように力を入れて、内ももを伸ばします。その状態から膝が前に出ないように注意してお尻を落とすと、内ももが伸びるのを感じられるでしょう。足先を膝の向きと同じ方向にそろえるように注意してください。足先が膝の向いている方向より外に向くと、膝を痛める原因になります。先に股関節を開くイメージで、後から足先がそれに連れて開くようにしてください。息を吐きながら、お尻を落として内ももを伸ばす、を繰り返します。

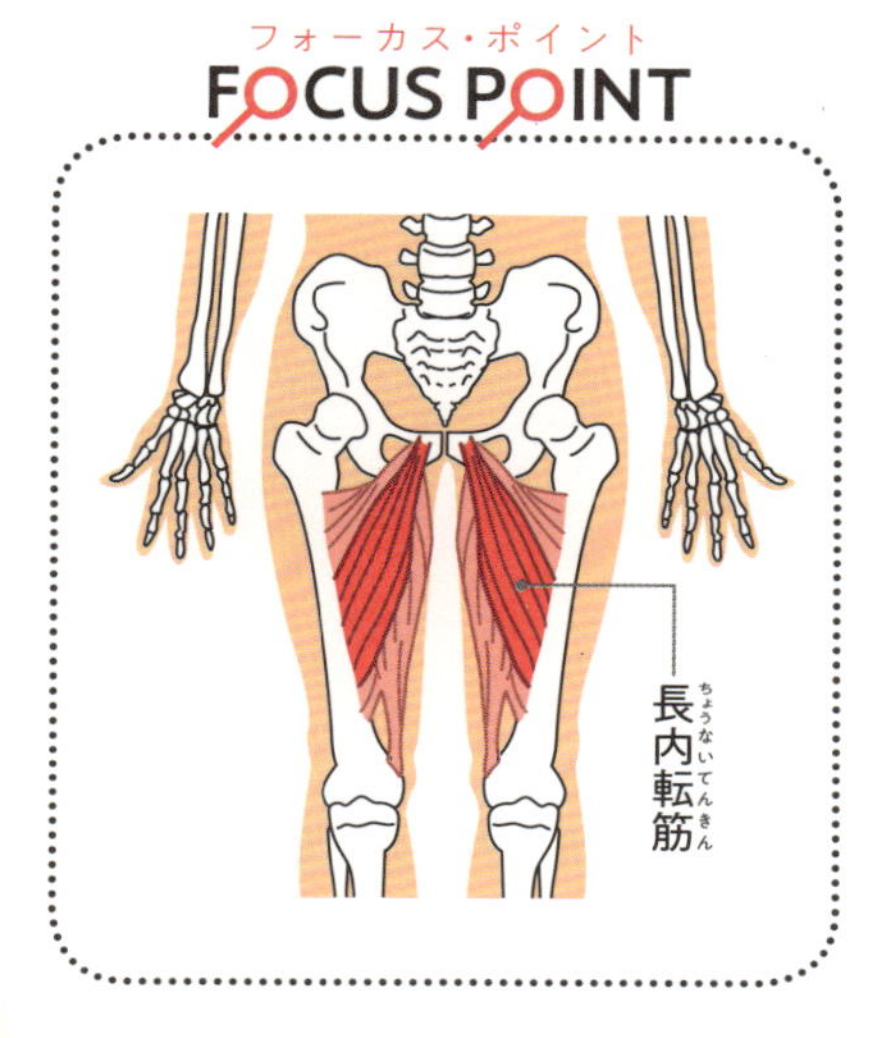

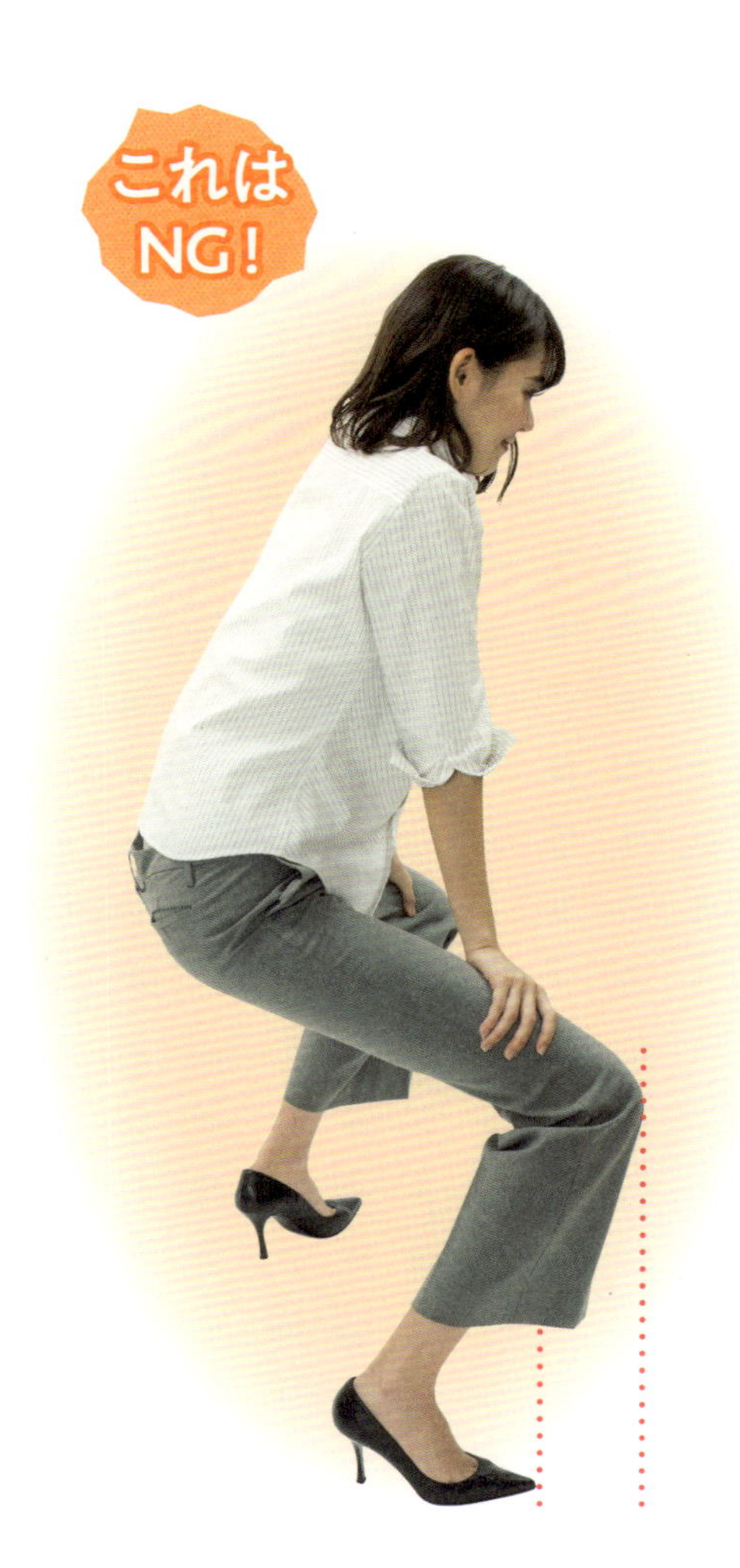

膝が足より前に出ないように注意!
ももが疲れる原因になります。

②デスクワークで固まった太ももを伸ばそう

左右5回ずつ

フォーカス・ポイント
FOCUS POINT

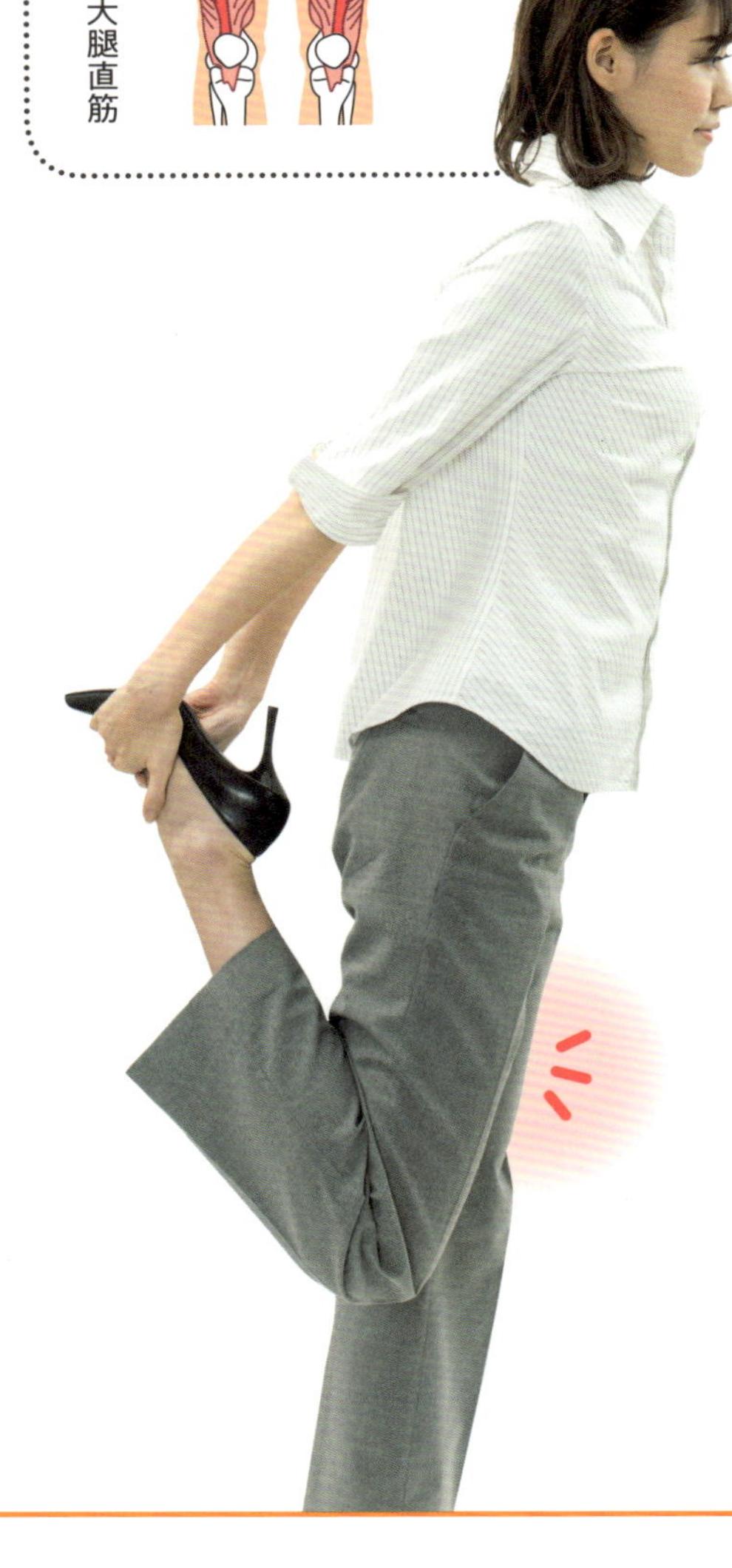

これは腰痛の②と同じリリース法です。肩幅程度に足を開いて立ちます。その状態から伸ばす側の足の甲を後方に持ち上げます。右太もも前を伸ばす場合は、右足を右手で持って(立ったままバランスがとれる場合は両手で足の甲を持ちます)、右太ももがストレッチされるのを感じながら、徐々に上方に伸ばします。この時、骨盤が一緒に引き上げられないように、下腹に力を入れるのがポイントです。反対側も同様に。息を吐きながら行います。

③仕上げアクティブストレッチ

10回 繰り返す

腰痛の③と同じストレッチ法です。デスクワークで後傾した骨盤を立たせます。軽く足を開いて立ち、そのまま胸を開いて背中側に腕をまわし、左右の骨盤（仙腸関節）に拳を当てます。その状態から拳で骨盤を押し上げます。胸が開いているのを感じながら、腰を反らさないようにするのがポイント。下腹に力を入れ、胸を開くと骨盤が自然に前に傾きます。その動きをサポートするようなイメージで骨盤を拳で持ち上げます。息を吸いながら行います。

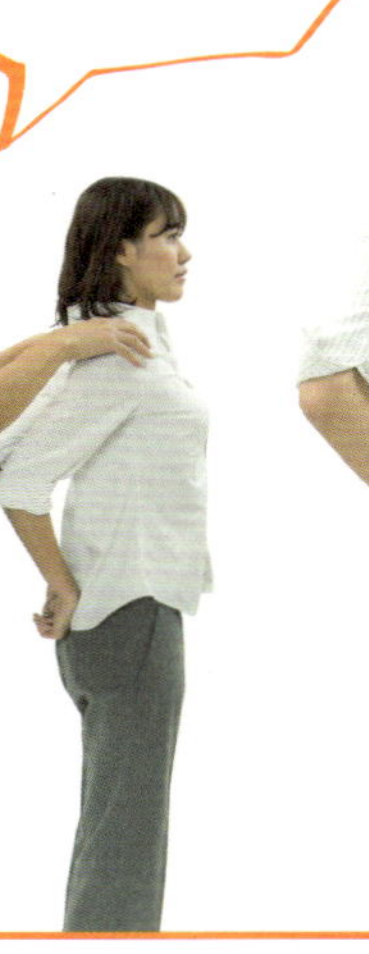

胸を大きく開くのが最優先です

フォーカス・ポイント
FOCUS POINT

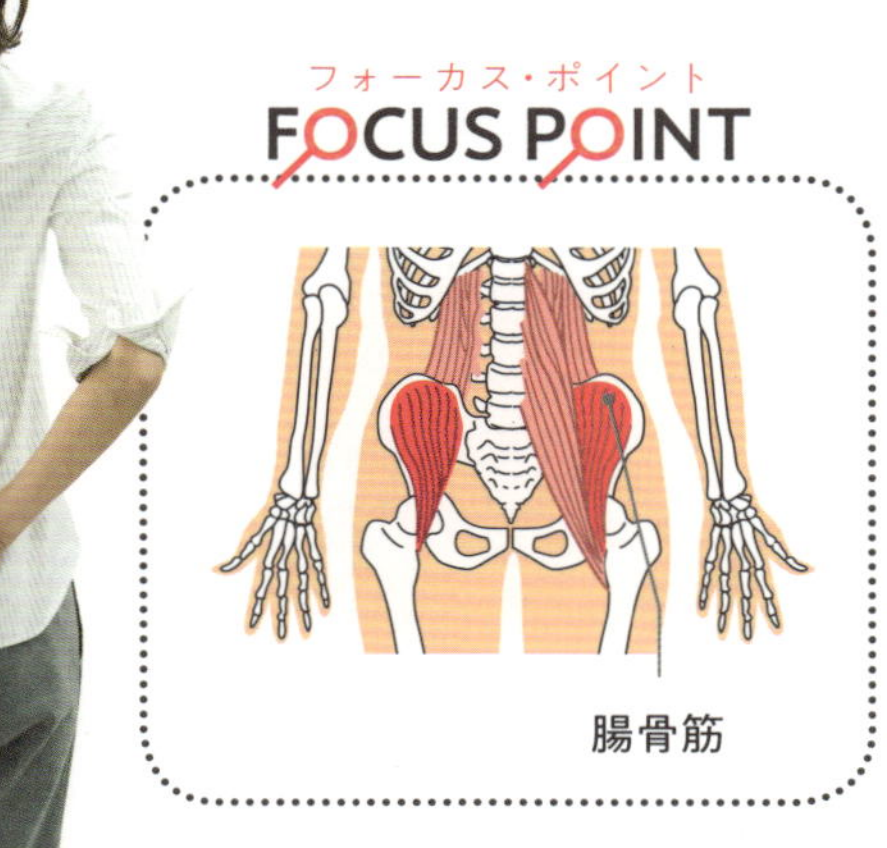

足のだるさやむくみ

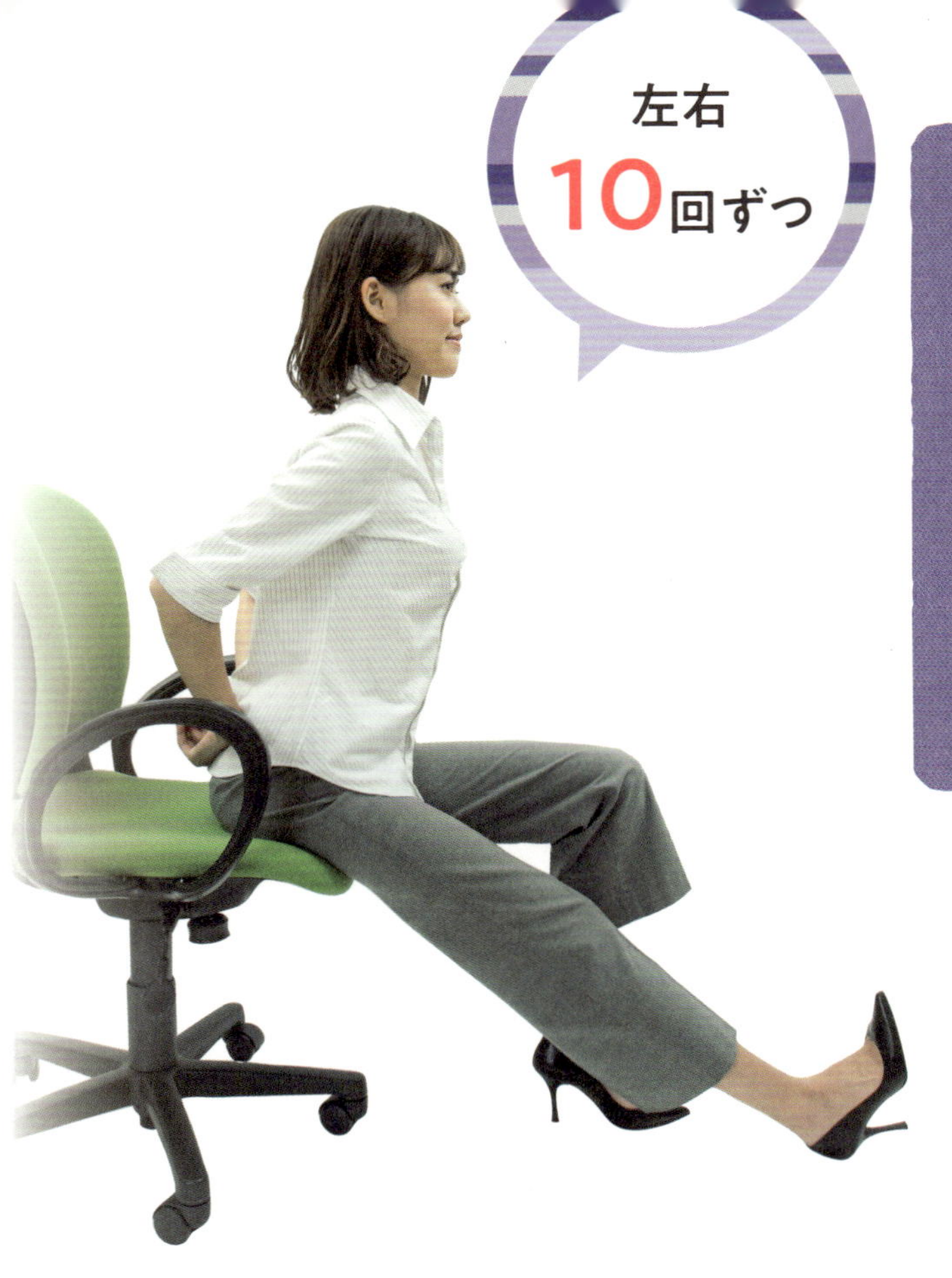

①デスクワークでだるくなった足の血行を良くしよう

椅子に座ったまま、骨盤を立てるように背筋を伸ばします。この時、拳をつくった両手を座面について胸を開くようにすると、骨盤がうまく立ちます。この状態から伸ばす側の足の膝を伸ばしてかかとを床につけます。伸ばしただけでも太もも裏の伸びを感じることができますが、この状態から、胸を広げて拳で座面を押し込むとさらに骨盤が立ち、太もも裏を伸ばすことができます。息を吐きながら、左右交互に行います。

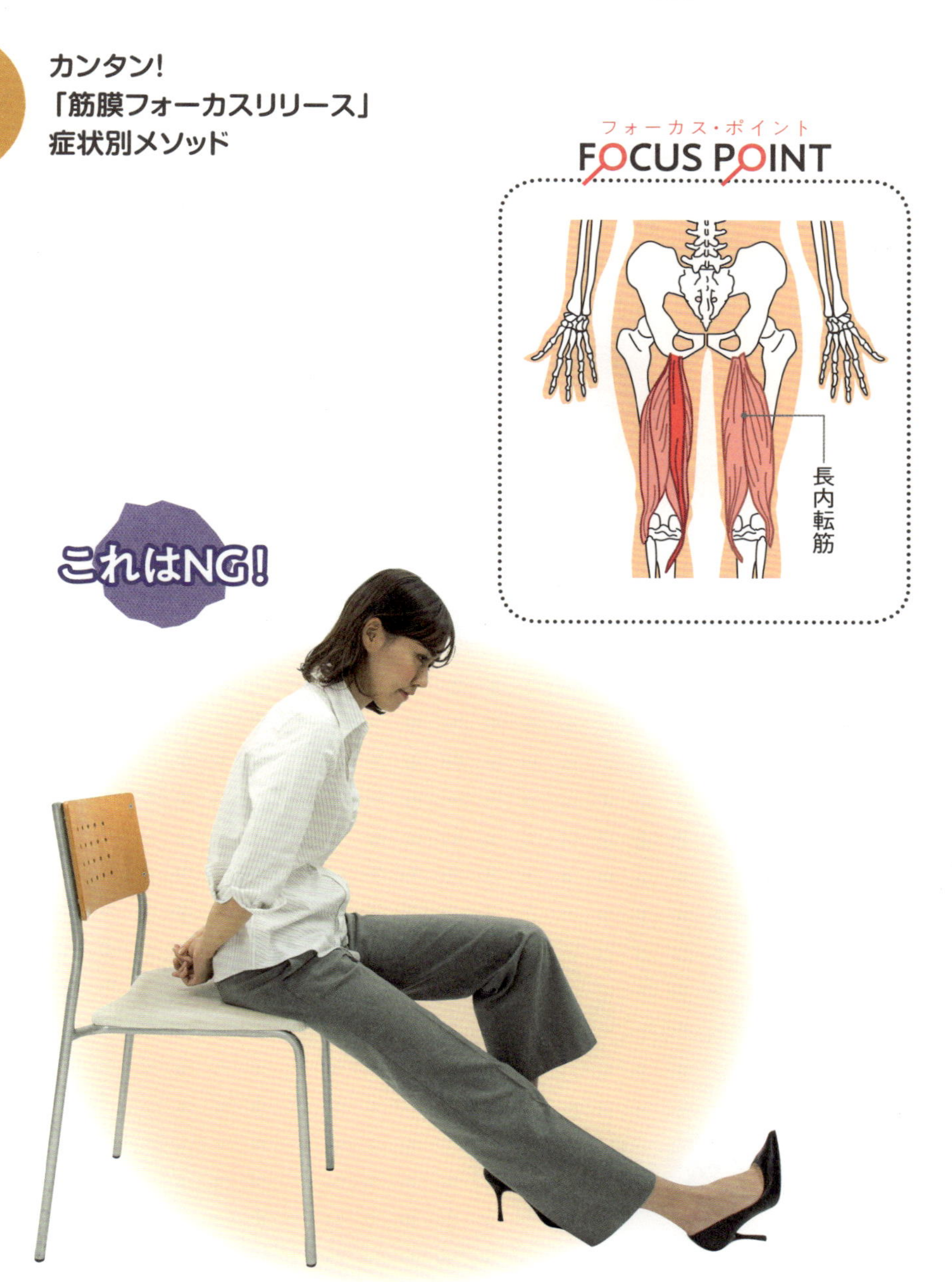

骨盤が立っていません。骨盤が寝た状態
ではもも裏がしっかり伸びません。

②デスクワークで固まった太ももを伸ばそう

これは腰痛の②と同じリリース法です。肩幅程度に足を開いて立ちます。その状態から伸ばす側の足の甲を後方に持ち上げます。右太もも前を伸ばす場合は、右足を右手で持って（立ったままバランスがとれる場合は両手で足の甲を持ちます）、右太ももがストレッチされるのを感じながら、徐々に上方に伸ばします。この時、骨盤が一緒に引き上げられないように、下腹に力を入れるのがポイントです。反対側も同様に。息を吐きながら行います。

左右5回ずつ

フォーカス・ポイント
FOCUS POINT

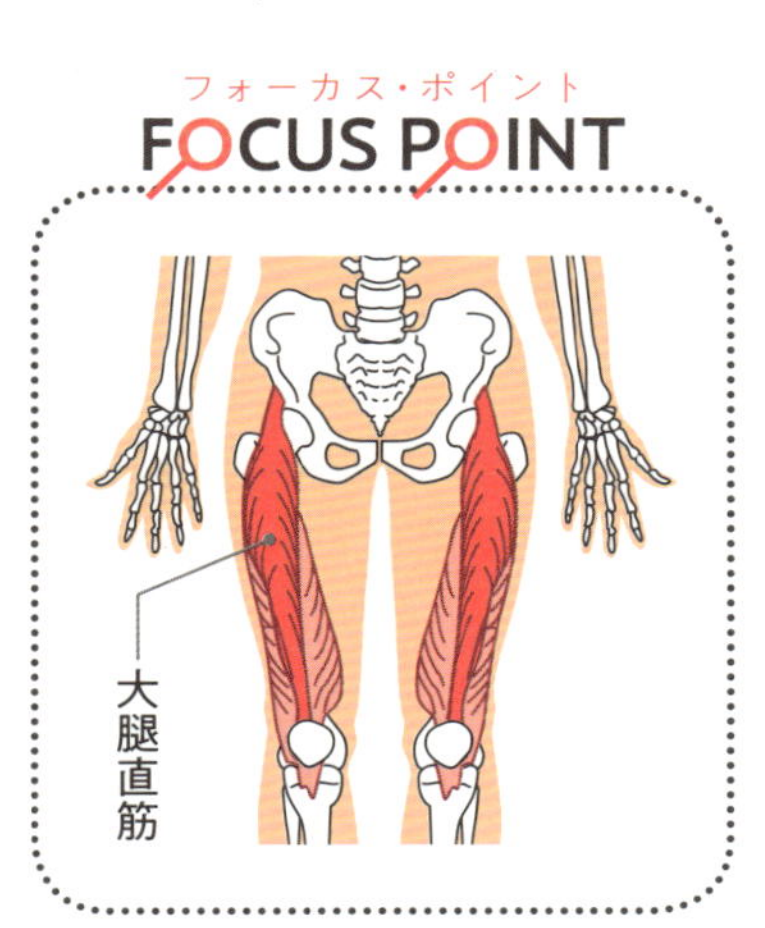

③仕上げアクティブストレッチ

デスクに座ったままでの足のつま先立ち、かかと立ちです。胸を大きく開き、拳を座面について押し込み、骨盤を立たせます。

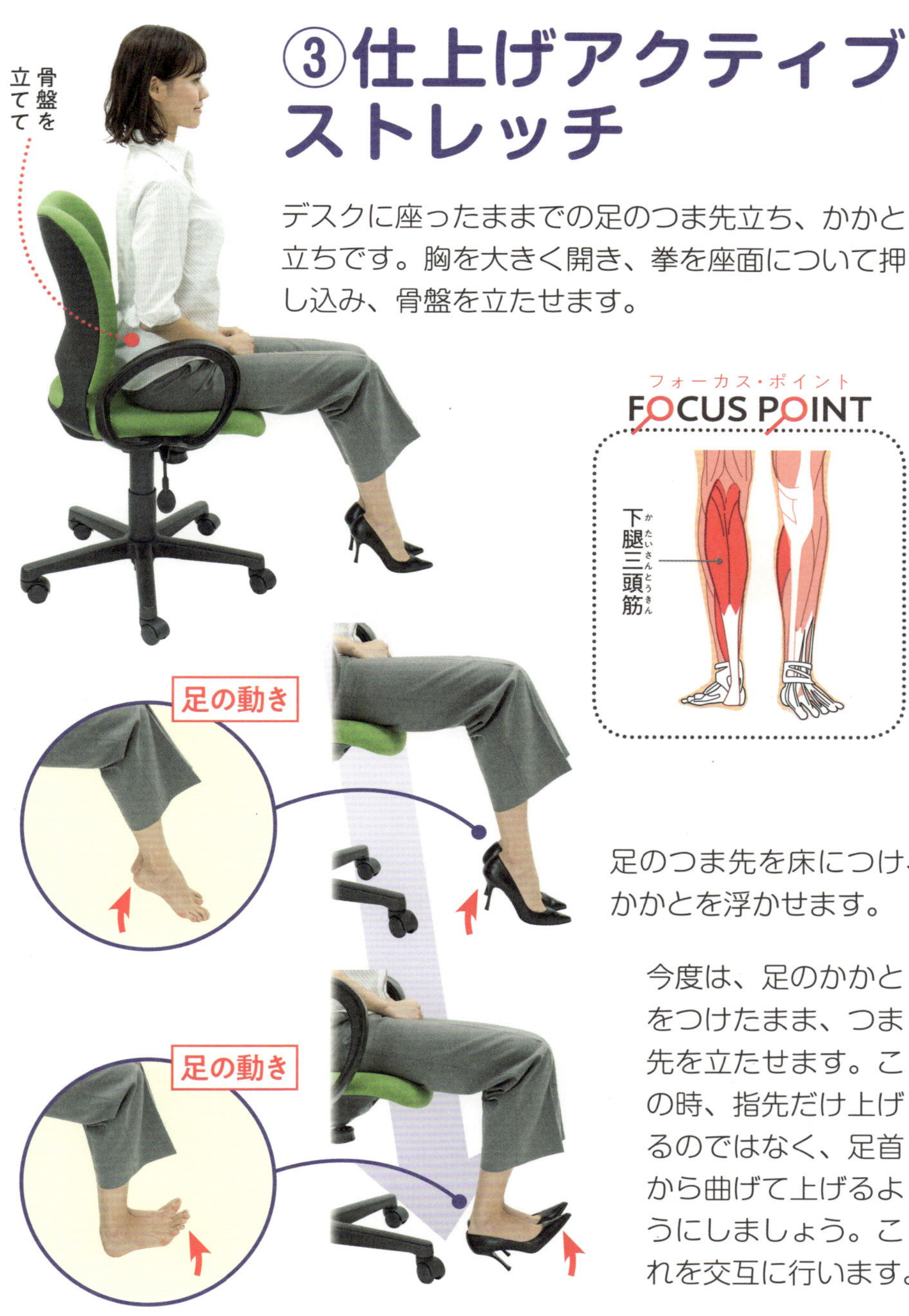

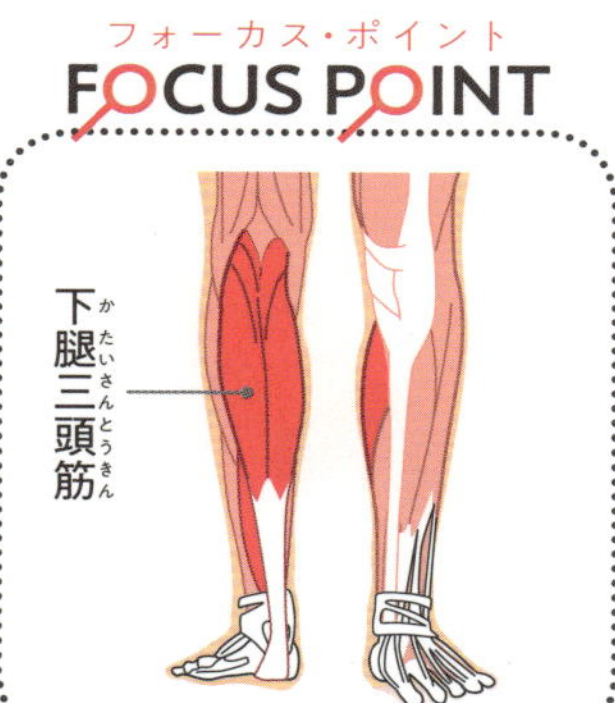

足のつま先を床につけ、かかとを浮かせます。

今度は、足のかかとをつけたまま、つま先を立たせます。この時、指先だけ上げるのではなく、足首から曲げて上げるようにしましょう。これを交互に行います。

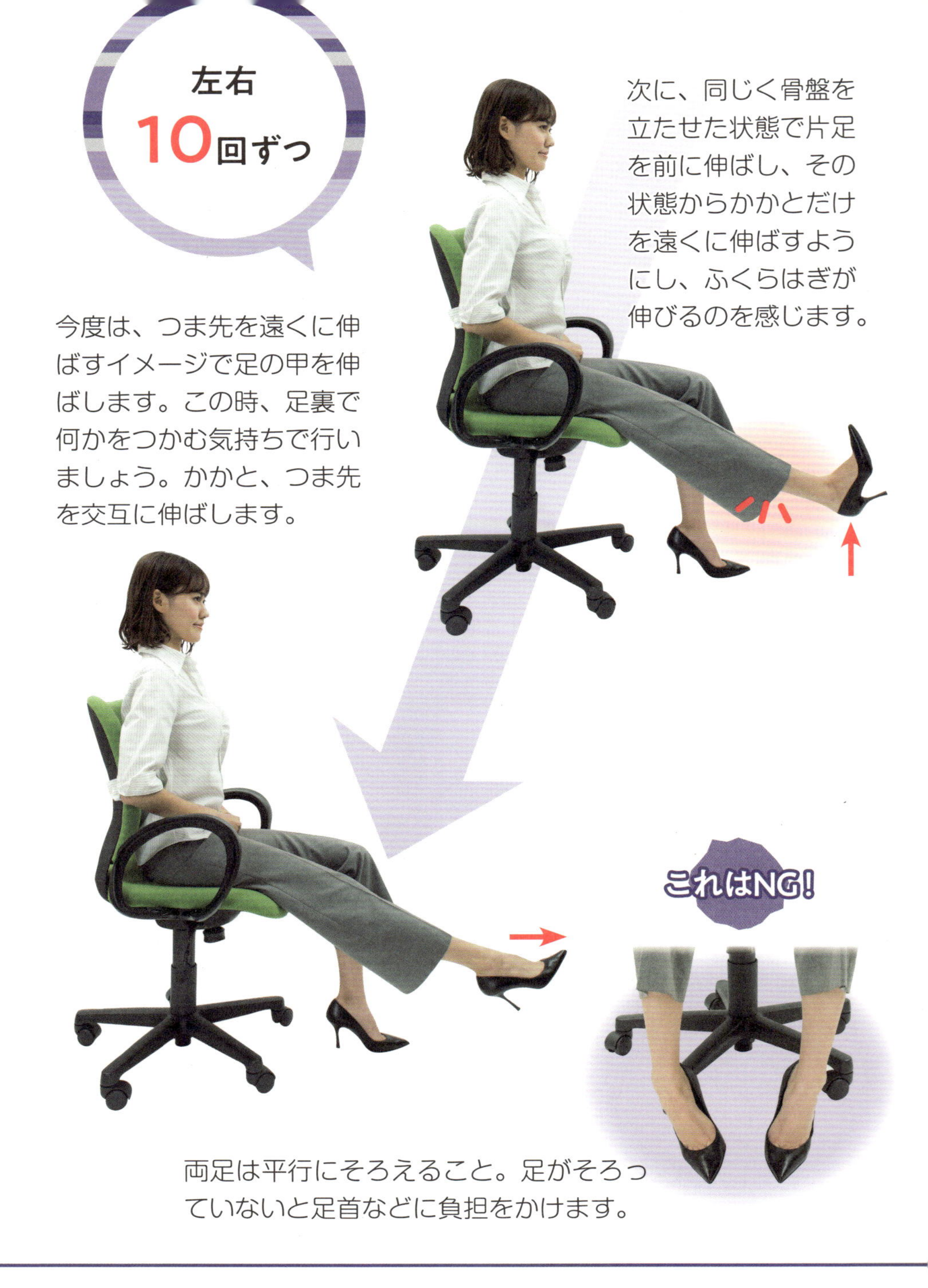

次に、同じく骨盤を立たせた状態で片足を前に伸ばし、その状態からかかとだけを遠くに伸ばすようにし、ふくらはぎが伸びるのを感じます。

今度は、つま先を遠くに伸ばすイメージで足の甲を伸ばします。この時、足裏で何かをつかむ気持ちで行いましょう。かかと、つま先を交互に伸ばします。

両足は平行にそろえること。足がそろっていないと足首などに負担をかけます。

腕の痛みやこり

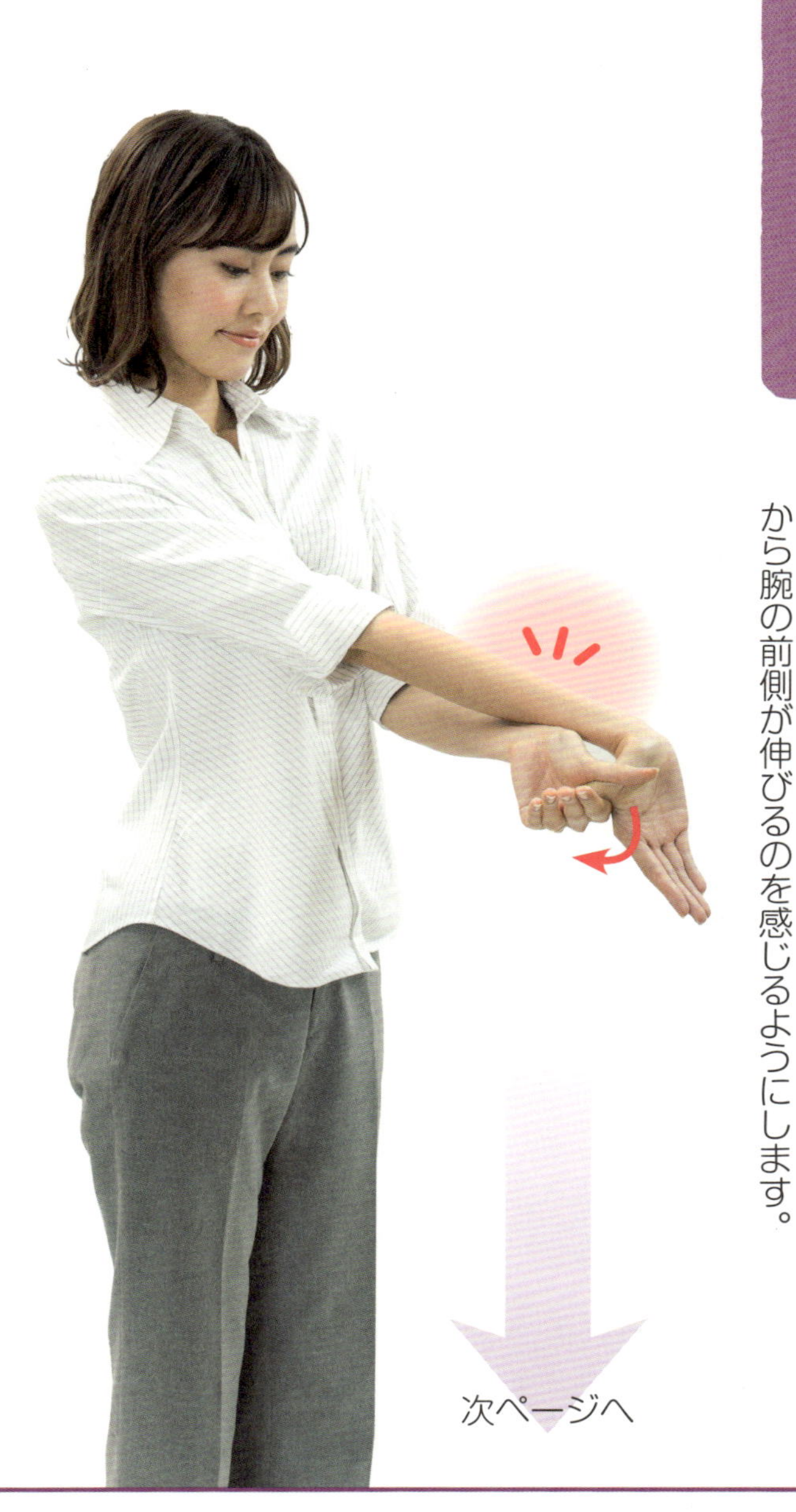

①スマホやPCで疲れた指や腕を伸ばそう

左手の指4本で右手の親指のつけ根を握ります。そのまま手のひらを正面に向けて右側の腕を前に伸ばし、親指のつけ根から腕の前側が伸びるのを感じるようにします。

次ページへ

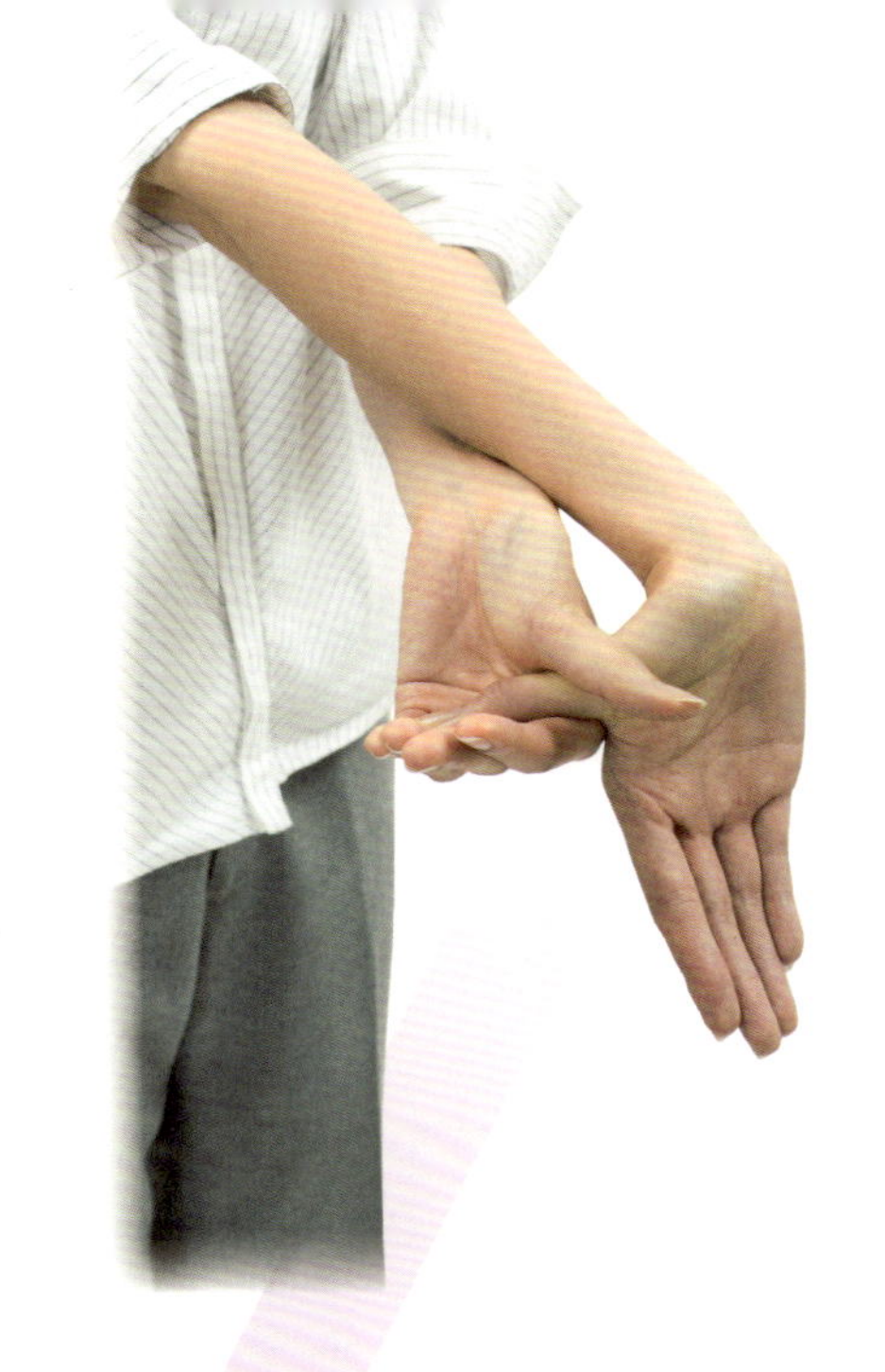

握っている親指から左手を離し、他の指4本のつけ根にあてがいます。そのまま4本の指のつけ根から手のひら、そして腕の前側を伸ばしましょう。この時に肘が反らないように注意します。息を吐きながら、左右交互に行います。

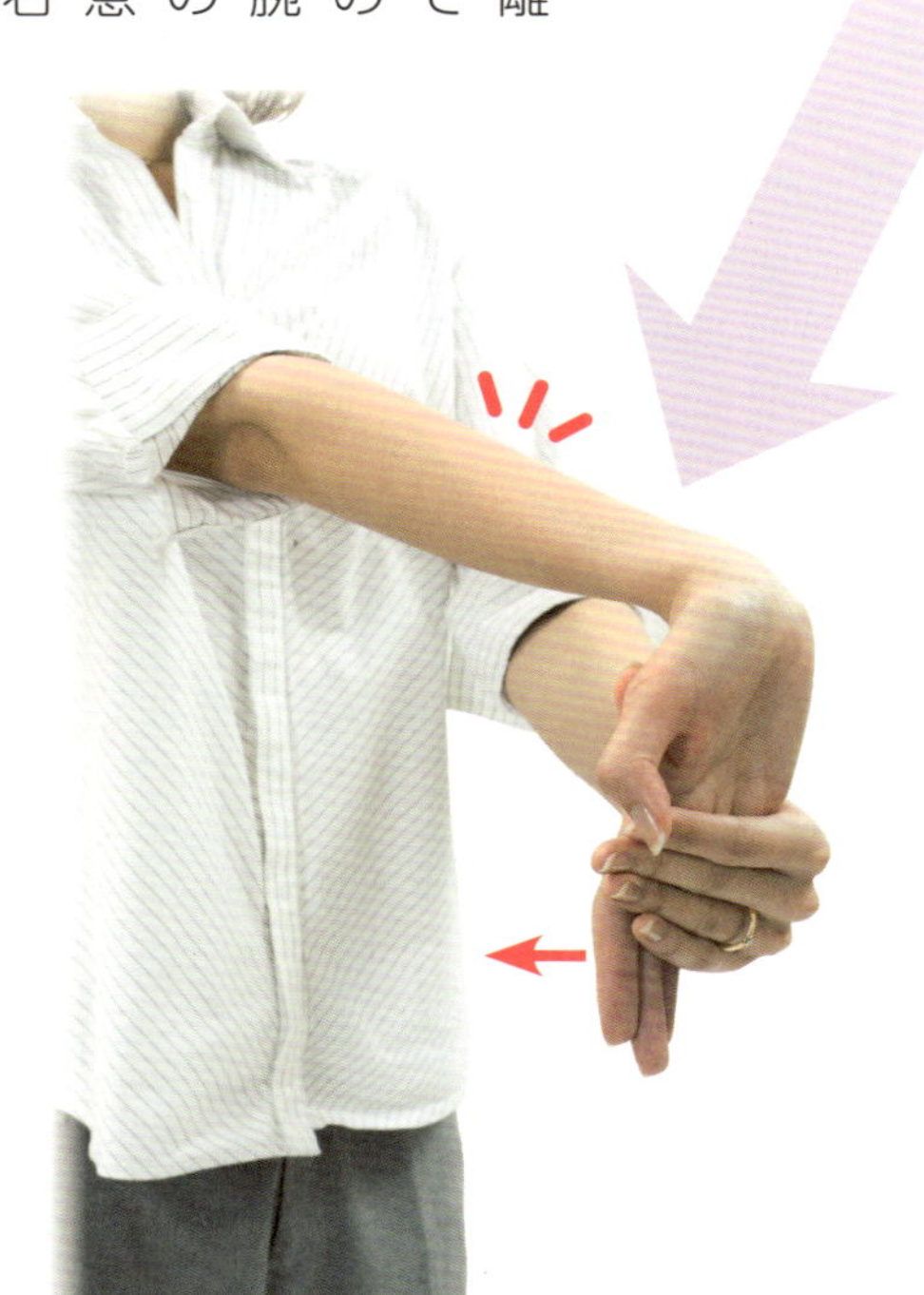

フォーカス・ポイント
FOCUS POINT

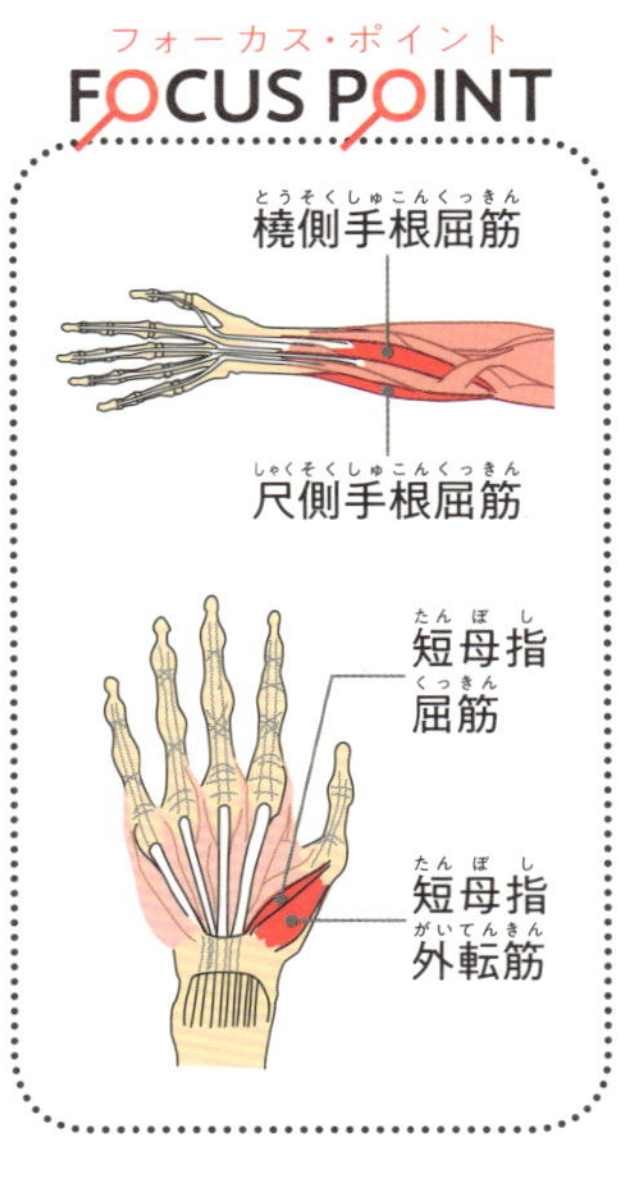

左右
10回ずつ

②スマホやPCで疲れた腕を伸ばそう

胸を開き、背筋を伸ばします。できれば肩幅ぐらいで立ちます。その状態から、左腕の肘に右手の甲をひっかけます。この時、胸が開き、背筋が伸びた状態をキープして行うことが重要です。その状態から右手の甲で肘を右側横方向に伸ばします。左腕の後ろが伸びるのを感じてください。反対側も同じように行います。自然に下腹に力が入るようにし、体幹がぶれないようにします。息を吐きながら行います。

これは
NG！

肘に手をひっかけて伸ばす時に、身体が一緒についてくるのはNGです。伸ばしたいところにフォーカスできていません！

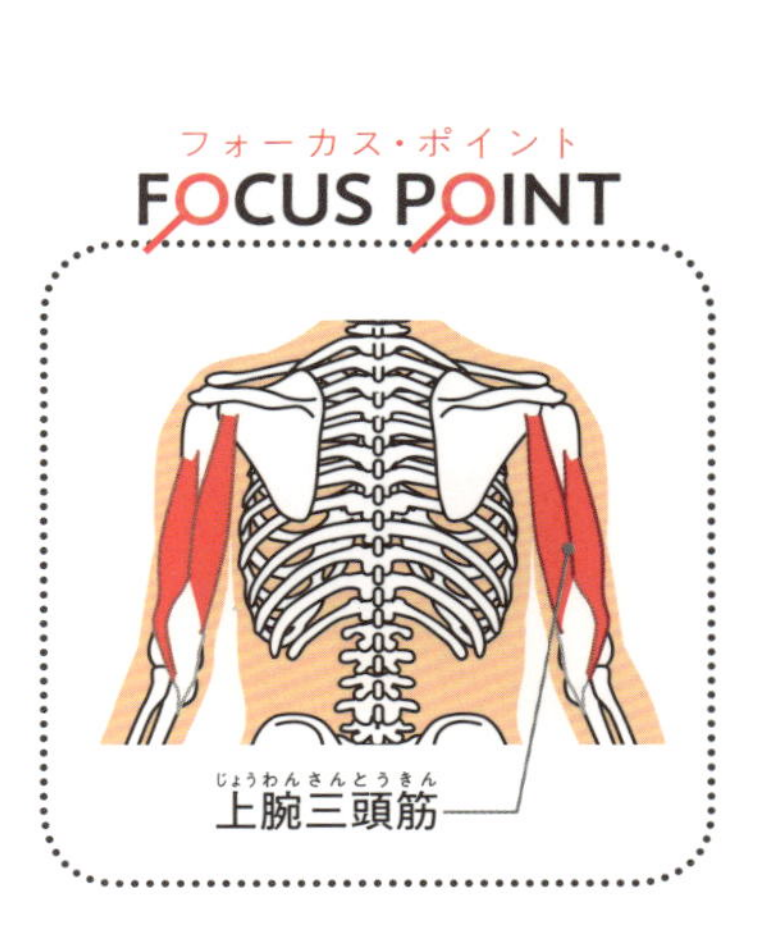

③仕上げアクティブストレッチ

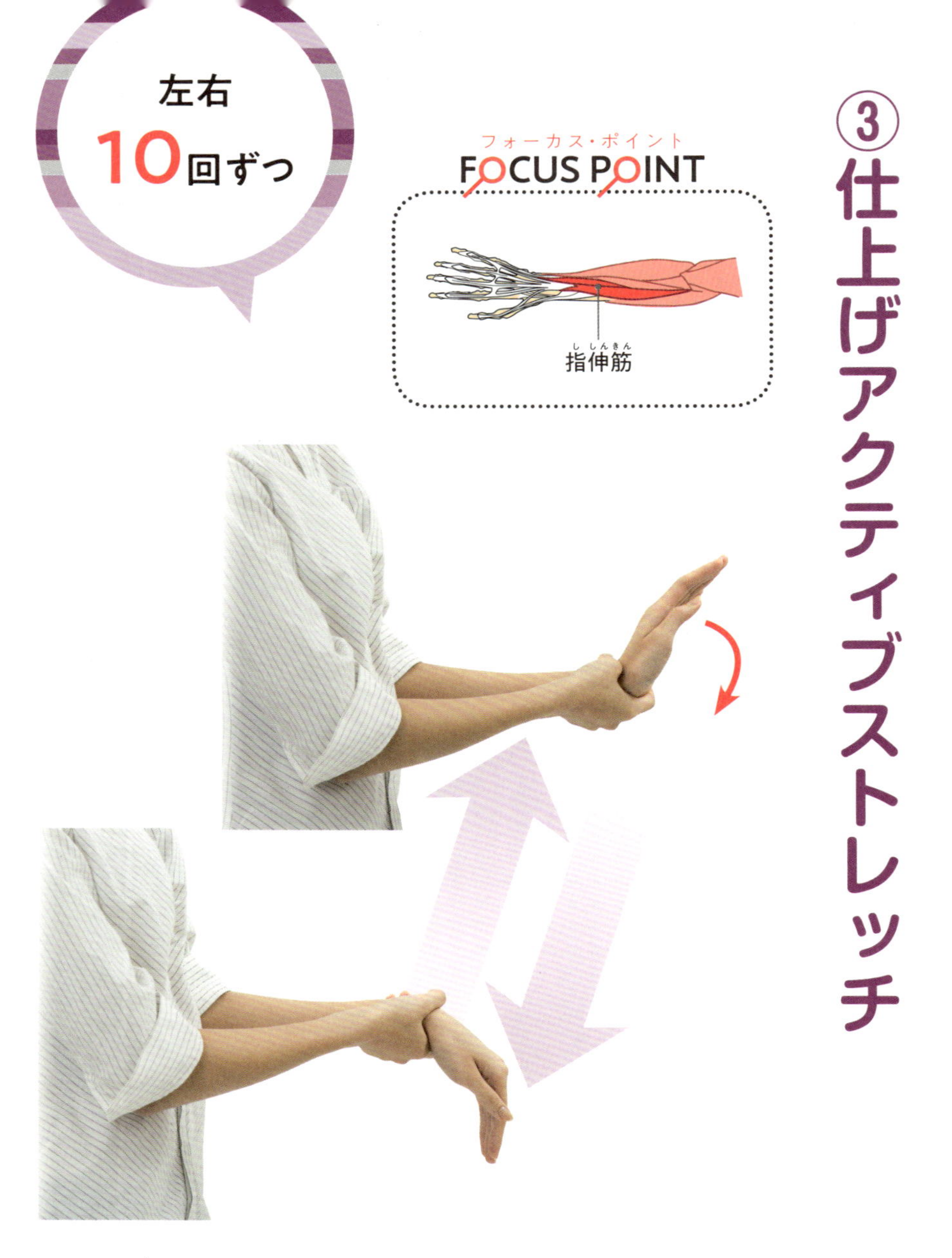

デスクに座ったままでOK。手首を反対の手でしっかり押さえ、その状態をキープしながら、左側(アクティブストレッチする側)の手首を大きく上下に動かします。

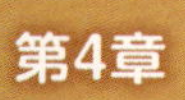

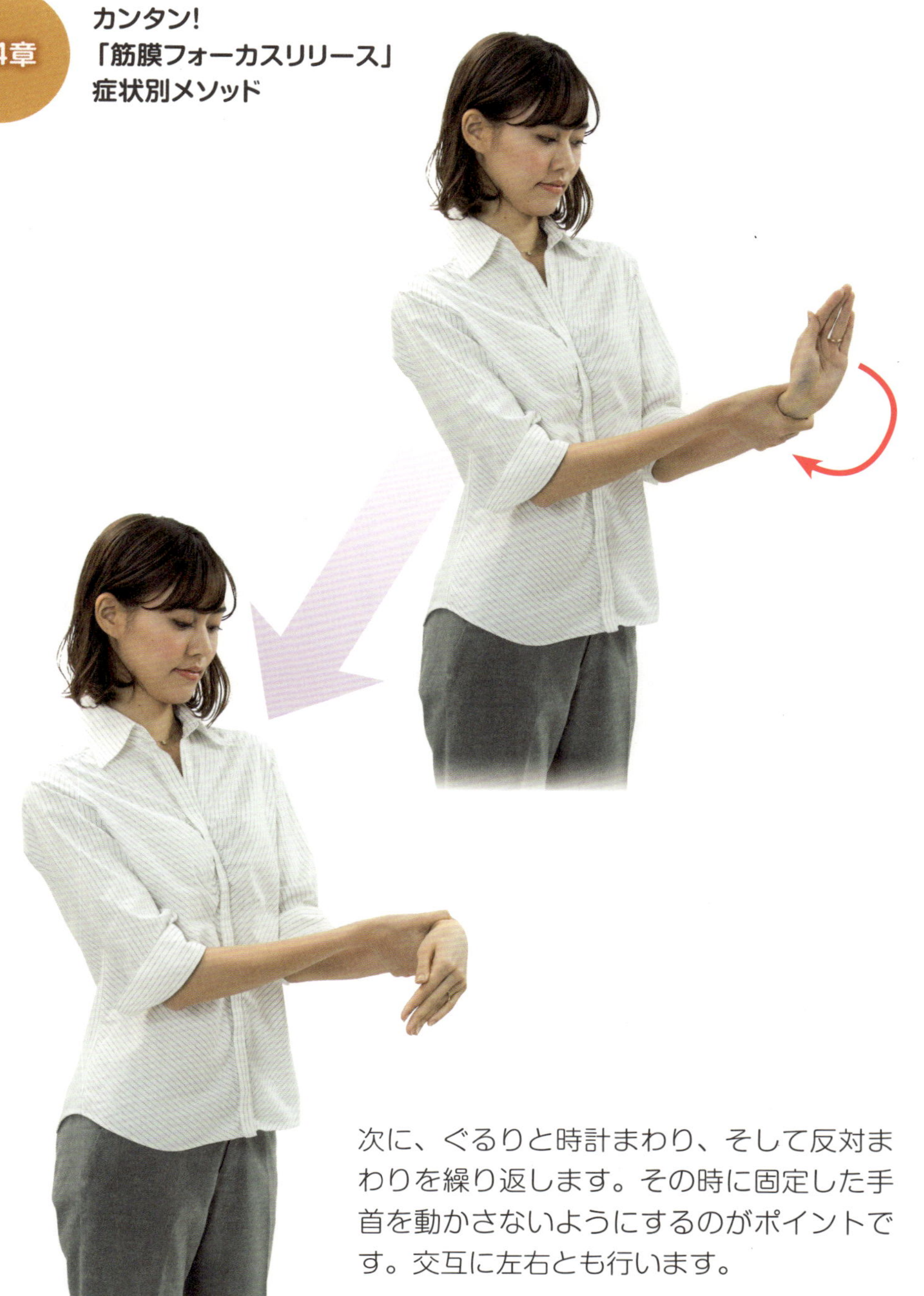

次に、ぐるりと時計まわり、そして反対まわりを繰り返します。その時に固定した手首を動かさないようにするのがポイントです。交互に左右とも行います。

筋膜フォーカスリリースを体験した医師から②

緊張性頭痛に効果のある筋膜フォーカスリリース ともにストレートネックの研究を進めていきたい

売野智之
寿町クリニック院長　医学博士

木津先生には、１年以上前から私の脳神経外科クリニック（府中市：寿町クリニック）で非常勤カイロプラクターとして働いていただいております。

そのきっかけになったのは、２０１６年に先生が開催した臨床30周年記念講演「座り姿勢の原則」を聴講したことでした。この講演には、２００名以上の方が参加され、中には多くの医師も参加していました。

この日、私は先生の〝姿勢のプロ〟としての見識と研究熱心な姿勢、情熱を目の当たりにいたしました。

それ以来、夫婦ともども定期的に施術を受けるようになりました。

先生の知識とテクニックはもちろんのこと、なによりその効果に毎回驚きを覚えました。そして、この経験を私のクリニックの患者さんにも経験してほしいと考え、まずセミナーを開催していただきました。

クリニックにいらっしゃる患者さんの多くは、ストレートネックによる緊張性頭痛に悩まされています。

このセミナーをきっかけに、先生には非常勤講師として、主に頭痛外来にいらっしゃる患者さん向けに施術をお願いしております。

そのストレートネックを改善させるために、施術の中で行われているのが「筋膜フォーカスリリース」です。

実際に、ストレートネックによる緊張性頭痛で通院され、服用による治療をしていた患者さんの多くは、先生の施術により本人が感じる痛みの軽減や消失はもちろん、レントゲン上でも改善が確認されています。

緊張性頭痛のみならず、腰痛などの症状でいらっしゃる患者さんも改善の一途をたどっています。患者さんからは喜びの声をいただき、先生の予約は毎回いっぱいです。

そして現在、共同で進めている臨床研究があります。それは「ストレートネック」についての研究です。

私どもの脳神経外科には、首の異常を訴える患者さんが後を絶ちません。そのような患者さんは、頚椎の正常なカーブが消失しストレートネックになっていることが、レントゲン検査で認められます。

この障害は、脳神経外科にとっても近年の課題でもありました。今後も、クリニックにいらっしゃる患者さんの治療を通じて、先生との共同研究を進めていきたいと思っております。

筋膜フォーカスリリースを体験した医師から②

ただ、カイロプラクティックはアメリカやイギリス、EU諸国などの40か国において法制化されている一方、日本では未だ法制化されていません。

しかしながら、私や私のクリニックの患者さんは先生の施術を経験してその効果や結果を実感しており、私自身、研究熱心な先生の治療理念に深く共感しているのは事実です。

そこで、先生に脳神経外科医が集まる学会にもご参加いただき、多くの脳神経外科医とこのストレートネックについてディスカッションをしていただいています。

今後もお互いにその治療理念を共有し、患者さんへの治療貢献を広く行っていきたいと考えております。

最後になりますが、忘れられない施術の思い出をひとつ。先日、小学生の娘が後転でんぐり返しの際に首を痛め、急性捻挫を起こしました。痛みのため首はどの方向にも動かなくなって曲り始め、徐々に悪化していきました。

身動きひとつできないほどひどく、医師でもとても手がつけられないような状態でしたが、木津先生はほんの30分ほどで動けるようにしてくださったのです。木津先生の施術を一部始終拝見して、その技術・知識・経験は誰にも真似ができないと感じました。帰途、この施術をぜひ、広く世に伝えてほしいと祈願した次第です。

第5章

危険！やってはいけないストレッチ

ストレッチには安全なもの、危険なものがある

ストレッチは誰でも簡単にできて、効果がありそうに見えるので、たくさんの書籍も出ていますし、マスコミも取り上げやすいテーマだと思います。

ここでひとつお話ししたいのは、「危険なストレッチ」のことです。

「危険な」と聞いて、「えっ〜。ストレッチって安全なんじゃない〜」と思われる方が大半だと思います。

しかし、**ストレッチはやり方によっては身体を痛める原因にもなりうる**のです。

これは、30年の臨床で実際に患者さんに接してきてわかったことです。

筋肉をストレッチする時、そこには必ず「関節」がついてきます。

第3章で触れた通り、筋肉の中には、複数の関節を越えて付着しているものがあります。そうでないと、筋肉は作用を発揮することができません。

つまり、ストレッチをする時、関節を曲げたり伸ばしたりして、筋肉は伸び縮みをしているわけです。

その関節に対して何かしらの負荷をかけてしまうのが「危険なストレッチ」です。

ひとつの例を挙げましょう。

いつのまにか関節をゆがめていることも…

ハムストリングは太ももの裏にあり、ランナーにとっては特に重要な筋肉です。次ページのイラストのように、骨盤から内外の膝下部分に付着しています。この時、股関節と膝関節、2つの関節をまたいだ状態で付着しています。

そのため、ハムストリングが縮む時にはこれらの関節に対してタテ方向の力がかかることになります。

もし、**まちがったストレッチをしたら、103ページの右イラストのように股関節は外側に動揺する（ゆがむ、ということ）可能性があります**。

膝下についても同様に内側ハムストリングが縮めば、膝関節の内側が狭くなる可能性もあるわけです（これは膝関節障害の原因になります）。

ただし、関節は靭帯などの支持組織に守られているので、簡単にゆがむわけではありません。収縮する力が強かったり、長期に及べば、関節には当然、そのような動揺性（ゆがみ）が存在してくるのです。

これらの動揺性で起こった障害を正すのが、私たちカイロプラクターの施術でもあります。

もし、この長期に及んだ収縮したハムストリングをストレッチしたら、余計に関節のゆがみを大きくする可能性があります。
これが私の考える「危険なストレッチ」です。これは、様々なスポーツ選手でも、筋膜が固まった一般の人でも誰でも起こりうることです。
逆説的に言えば、正しいストレッチができれば、関節が正常に作動することを意味しています。

ストレッチは、誰でもできる安全なエクササイズとは考えないで、身体の関節の動きを念頭に置き、正しい方向にフォーカスして行うべきです。

【ハムストリングはここにある】

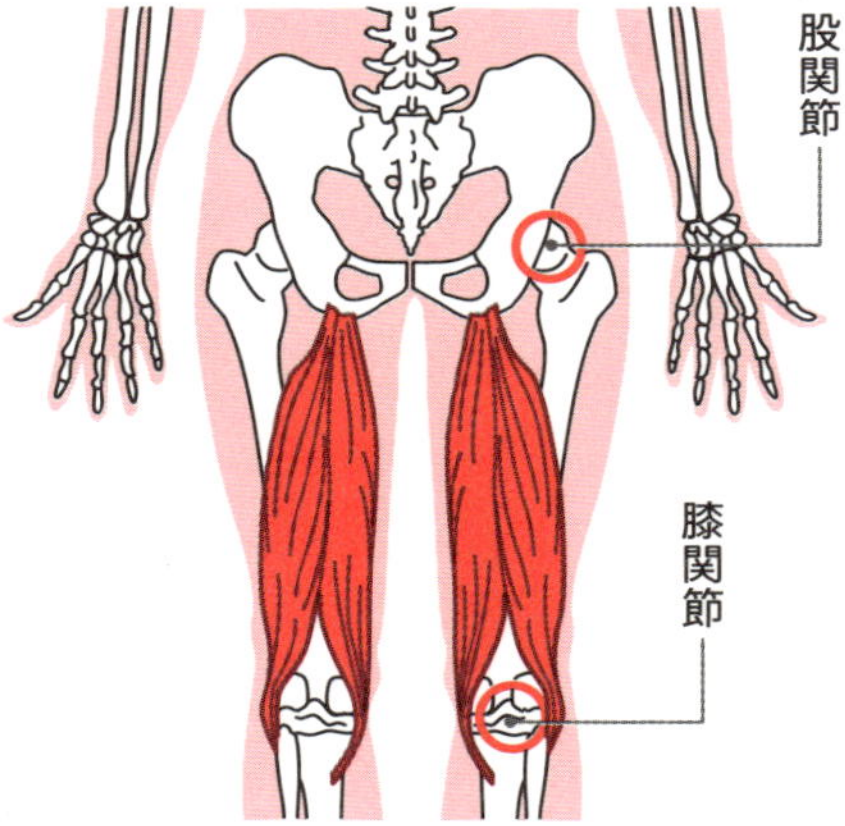

股関節
膝関節

ハムストリングは、股関節と膝関節をまたいで骨に付着しています。

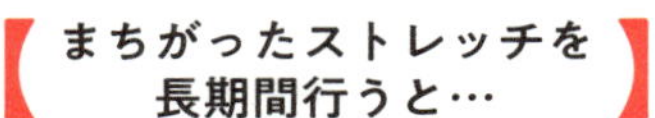

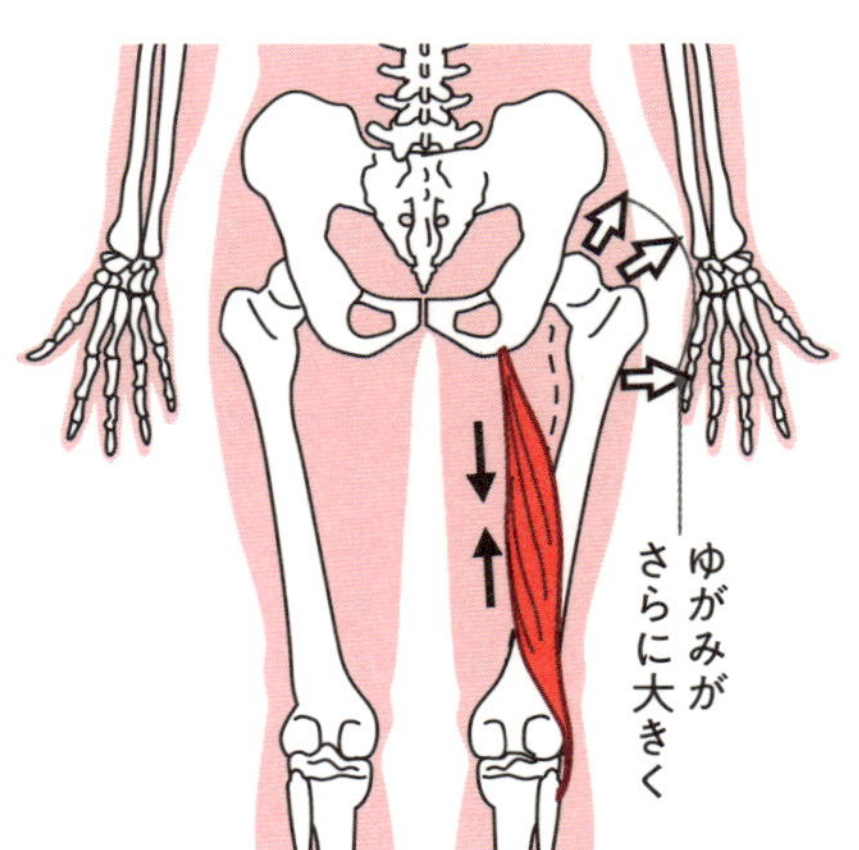

関節のゆがみをさらに大きくすることになります。

【まちがったストレッチをすると…】

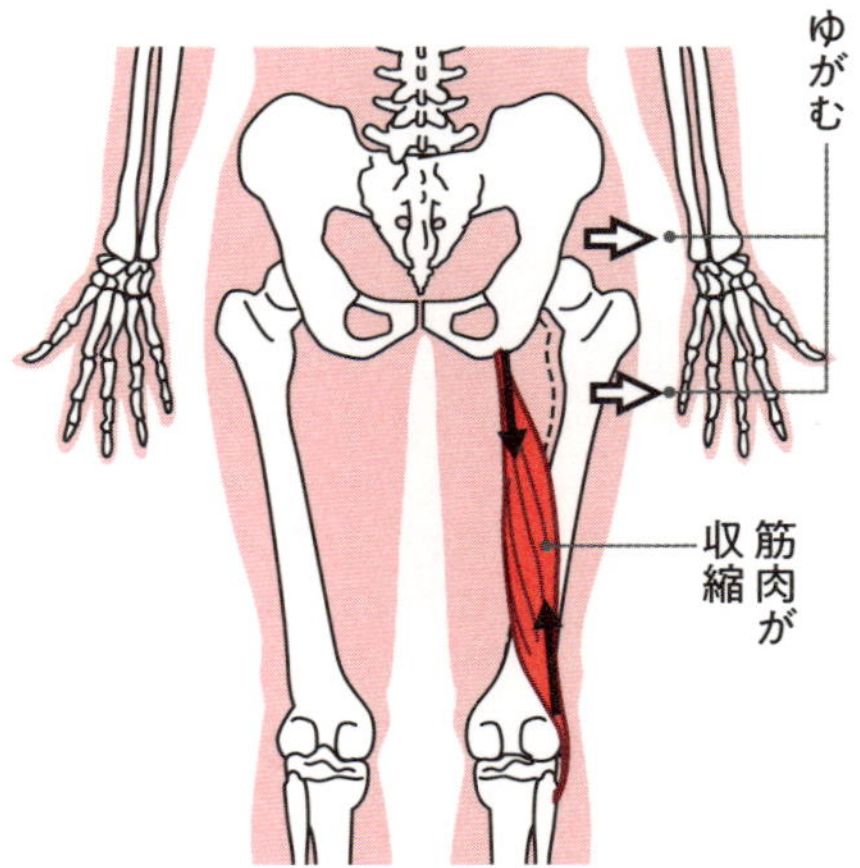

股関節が外側にゆがむ可能性があります。

関節や筋肉にやさしい効果的なストレッチとは？

これまでお話ししてきたように、関節に対してタテ方向の力がかかるハムストリングのストレッチでは、股関節が外側に動揺する（ゆがむ）のを避けなければなりません。

次ページ以下の写真は、ハムストリングのストレッチをする時の正しい姿勢と悪影響を及ぼす可能性のある姿勢です。

股関節が外側にゆがむ動揺性を抑え、骨盤が後ろに傾くのを避けるのが正しいストレッチ姿勢です。

このやり方では関節は正しい位置でストレッチされるので、スポーツ時のけがを防止したり、パフォーマンスに好影響を与えることができるのです。

このストレッチ法は、伸ばしたいところにフォーカスして伸ばすという点でも、本書で取り上げている「筋膜フォーカスリリース」の考えと一致します。

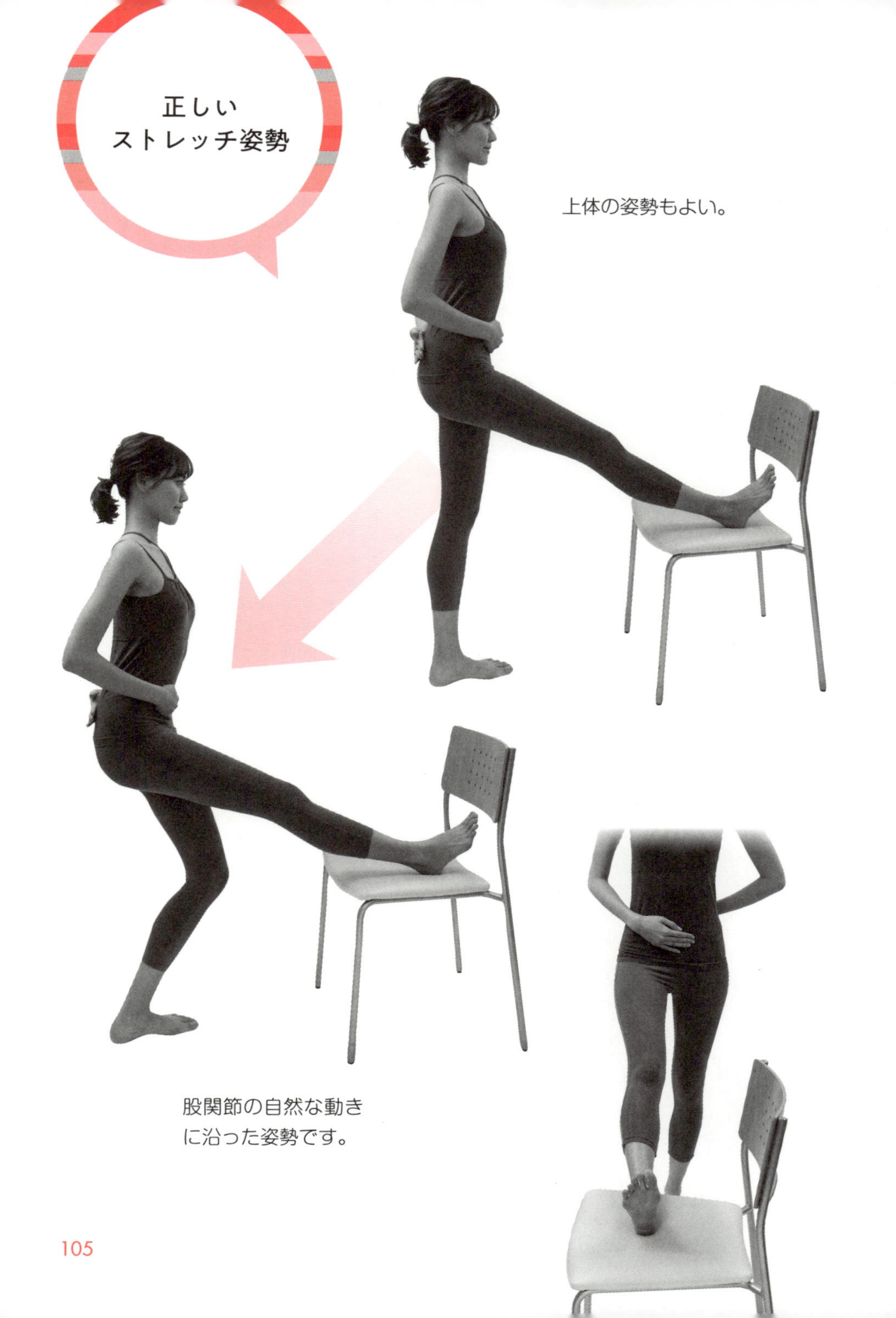
正しい
ストレッチ姿勢
上体の姿勢もよい。
股関節の自然な動き
に沿った姿勢です。

悪い
ストレッチ姿勢

横から見て上体がまっすぐになっていません。

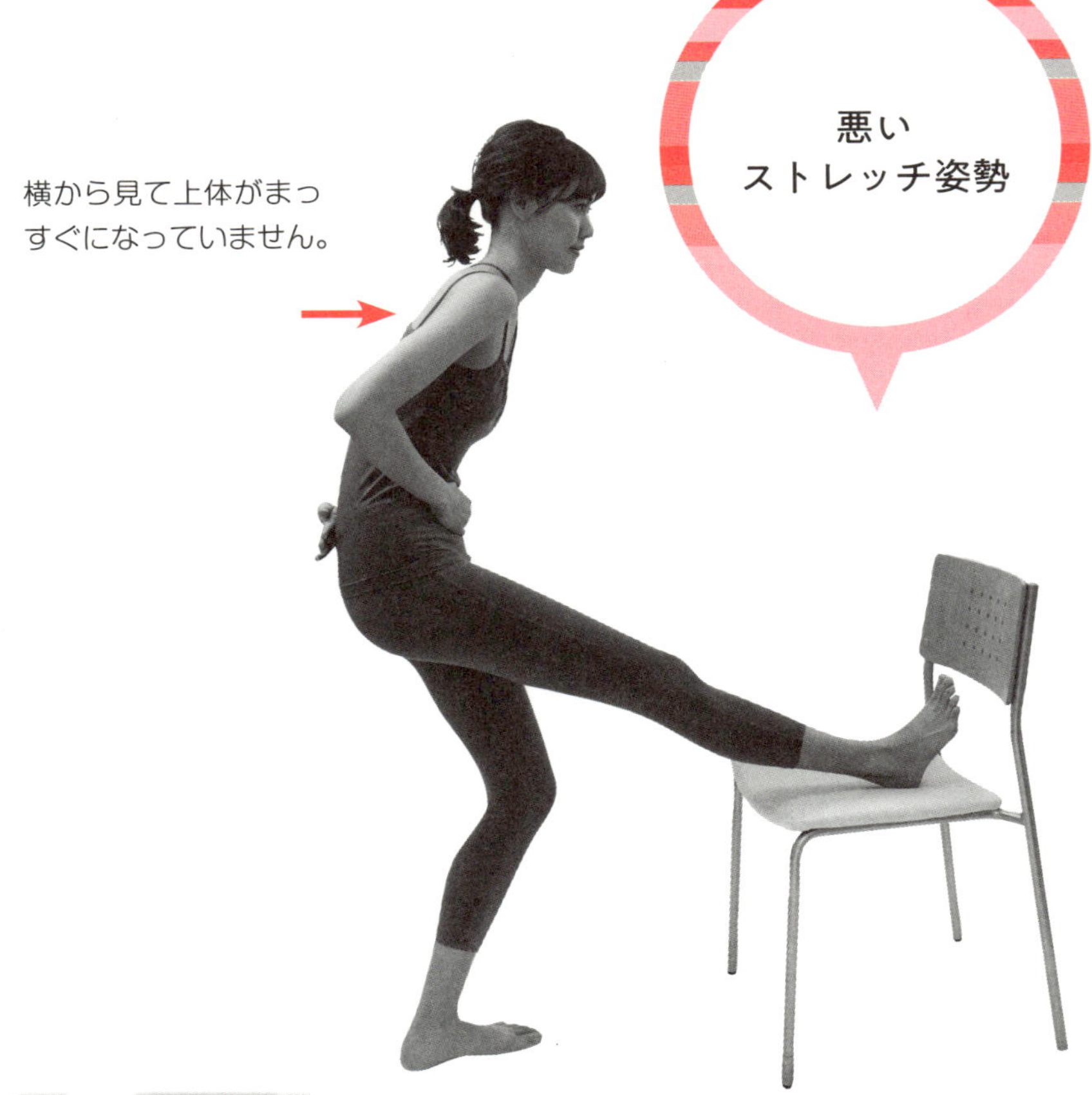

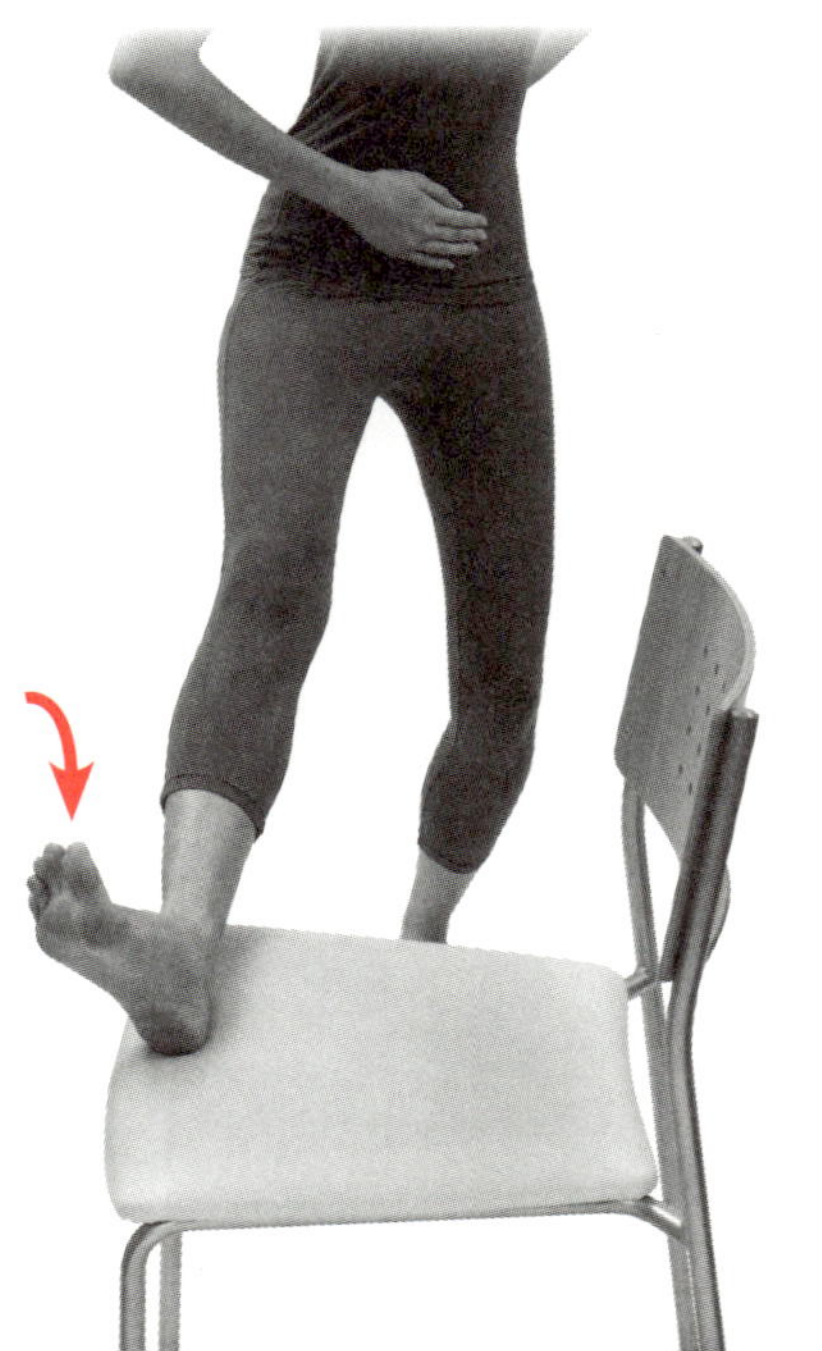

足の方向が外側に向いていて、股関節がゆがむ可能性があります。

筋膜フォーカスリリースを体験した医師から③

四十肩を無理のない施術でおだやかに改善 身体の使い方の重要性も学びました

吉木伸子
よしき皮膚科クリニック銀座院長

木津先生には、10年以上前から夫婦ともども、そして子供たちも、さらに私のクリニックに来院される患者さんも何かあればお世話になっております。

私があの夜も眠れない痛みに襲われたのは、2年前のことです。

それは、一般的には〝四十肩〟と呼ばれている障害で、医学的には〝肩関節周囲炎〟と言われています。

私は医師であるので大概(たいがい)の障害については、自分なりにこうすればよくなるであろうと推測がつくものですが、この四十肩は、正直どうにもなりませんでした。少し動かせば激痛が走り、日常生活にかなり支障をきたしたのを今でも覚えております。

知り合いの整形外科医に相談したところ、この障害の治療法として出てきたのが、麻酔下で後方関節包(こうほうかんせつほう)と呼ばれる組織の癒着を「徒手矯正(としゅきょうせい)ではがす」（徒手矯正とは素手で正しい状態に

筋膜フォーカスリリースを体験した医師から③

戻すという意味）というものでした。

そのことを木津先生に相談すると、現症状に対してカイロプラクティックのアプローチとして「ある程度時間はかかりますが、肩関節周囲の固まった筋膜を徐々にゆるめて、肩関節の可動性をつけていく方法があります」と教えてくださいました。

この整形外科医師と木津先生が提示してくださった2つの施術方法のうち、時間がかかっても、できるだけ痛みを伴わない、木津先生の施術プランのほうを選択しました。

その施術方法が「筋膜フォーカスリリース」でした。

実際にこの施術を受けて感じたのは〝身体の使い方〟の重要性でした。

ストレッチするだけでは伸びない部位にフォーカスしてリリースすることができれば、徐々に伸ばしたいところ（癒着した部位）が伸びてくるのを感じることができます。

そのためには、身体の状態を熟知したコーチが必要です。闇雲（やみくも）にストレッチしていては、逆に悪くしてしまう可能性もあると思います。

この筋膜フォーカスリリースは、初めのうちは多少痛みが伴うことも少なくありません。ただ、施術の前後では、明らかに可動域が改善され、同じ動きでも初めは痛かった動きが徐々に改善されていることが実感できます。

ただし、腕から肩関節にかけては外来や家事で思った以上に使っているので（力を入れているので）、結果、一歩進んで、一歩後退する感じで推移していきました。

半年をすぎたあたりで50％以上の改善が見られ、そしてうれしいことに1年後には日常生活では支障をきたさない状態になりました。

木津先生は様々な研究にも積極的であり、医学知識と技術は医師に匹敵すると思っています。

これは、私が医師であるからこそわかることです。困っている患者がいれば、紹介して施術を依頼しますし、私の書籍出版の際にはご協力いただいております。

ただ残念なのは、カイロプラクティックが日本では未だ法制化しておらず、カイロプラクティックがいいと言い切れる状況ではないことです。

今後、木津先生と同様のＷＨＯ（世界保健機関）基準のカイロプラクターが増えて医師との連携を積極的に行い、国民の健康に貢献してもらえればと切に願っております。

また、この木津先生の筋膜フォーカスリリースが世に広がっていけば、薬や外科的手術が減り、治療の選択肢が増えると実感しております。

column

カイロプラクティックを上手に活用しよう

カイロプラクティックは、様々なこりや痛みなど（筋・骨格系疾患）に効果があります。また、その痛みを取り除くということは、同時に自然治癒力を高めたり、姿勢の改善にもつながるので、内臓の機能障害などにも効果的です。

しかし、カイロプラクティックは万能ではありません。人体の自然な治癒力を引き出す治療法であり、身体が弱っていたり、炎症が発生している場合など、また、なかなか治りにくい症状、レントゲン・MRI検査などを必要とする症状などは、医師との連携が不可欠です。

カイロプラクティックを選ぶ時には、医師と連携しているかどうかをチェックすることをオススメします。ただし、医師や病院と連携していると言っても、広告などに名前を掲載するだけで、実際には連携とはほど遠い場合もあります。どのように連携しているのかを確認するといいでしょう。

KIZUカイロプラクティックでは、15年以上前から実際に専門医との連携を図り、患者さんの症状の改善に向けて協力体制をとっています。医師に検査などをお願いしたり、逆に医師から施術を依頼されたりする場合も少なくありません。

第6章

癒着のもと、「ねじれ」を正す仕上げ「スクリューフォーカスリリース」

身体はいつもねじられている

残念ながら、ほとんどの方は身体がゆがんでいます。

これは、身体が動く時には脳から続く左右の神経のどちらかが優位に立っているためで、ある程度仕方のないことです。

また、それがあるスポーツなどでは必要な場合もありますし、一概にゆがんでいることが悪いとは言えません。

しかし、その優位性のある動きにより、この本で取り上げた筋膜の「癒着」が生まれてくるのです。

癒着は一般的な日常の習慣の中で起きています。

たとえば……。

・身体を右にひねった状態でパソコン操作をする。
・いつも見ているテレビの位置が正面ではなく、右側あるいは左側にある。
・ソファーで寝ころんで、テレビを見ている（そのままうたた寝をしてしまうことも…）。
・横向きで寝るクセがある（上向きでは寝にくい）。

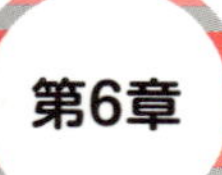

・カバンはいつも決まった側の肩（たとえば左肩）にかける（反対側の肩ではずり落ちてしまう）。
・座ると足を組みたくなる（組みたくなる側と反対の足だと組みにくい）。
・立っている時、右足あるいは左足に体重をかけたくなる（反対側の足では落ち着かない）。

次に挙げるのは習慣とは違い、利き手・利き足のことです。

・箸（はし）やペンは右利きである（両刀使いの方は珍しい）。
・ボールを投げるのは右手（両刀使いはなかなかいない）。
・片足でジャンプする時の蹴（け）り足は右（人によって得意な側とそうでない側があるはず）。

以上、解説した日常の習慣や利き手・利き足のように皆さんの身体は、左右の優位性で構成されています。

それは、真ん中に軸を置いて行動するより片側で動いたほうが楽だからです。

ひとつ、試しに目をつぶり、片足に体重をかけて立ってみてください（自分が体重をかけやすい側でいいです）。

もしかしたら、ここに吊り革があればつかまって、このまま眠ることが可能かもしれませんね？

次に、両足に均等に体重をかけ、バランスよく立ってみてください。

どうでしょうか？

意識しないと（脳からバランスに気をつけるように信号を送り続けないと）、立ち続けるのは無理ですよね。

これでは、眠ることなどできません。

この優位性がある「一方へ振れすぎた時」に癒着が生じます。

つまり、身体がねじれているために一部の筋膜が癒着するのです。

その癒着を取り除くためには、身体の「ねじれ」を正すことがポイントになってきます。

そこで最後に、この日常の癒着を取り除くための筋膜フォーカスリリースをお教えします。

題して「スクリューフォーカスリリース」。

ねじれを正す「スクリューフォーカスリリース」

このリリース法は、身体の「ねじれ」を正すのが目的です。

これは、実際に患者さんの症状に対してカイロプラクティックの現場で行っている施術を自分で簡単に行えるよう考案したものです。

■体幹のねじれ癒着に

皆さんは、毎日の歩行だけでも身体をねじって使っています。ある一方だけに優位性を持ったねじれです。

女性の方であれば、スカートがいつも同じ方向にまわる方は要注意です。それは、身体をねじっている証拠です。

この体幹のねじれ癒着は、単純なストレッチでは取り除けません。人によってそれぞれまわる軸が違っているので、一般的なストレッチでは効果が見込めません。

■手・腕のねじれ癒着に

パソコンやスマホを長時間使用していれば、同じ方向にねじっています。このねじれ癒着を取り除きます。

手首から肘にかけてのこりや痛みに効果的です。

■ふくらはぎのねじれ癒着に

足首から膝にかけてもねじれが生じます。このねじれ癒着を取り除きます。

むくみや足首から膝の痛みやだるさに効果的です。

■首から肩へのねじれ癒着に

この首から肩にかけての癒着は、首や肩のこり、そして頭痛の原因になっていることが患者さんの施術結果からも明らかです。

体幹のねじれ癒着に

椅子に座って、背筋を伸ばします（この時、軽く腕を組むと背が伸びやすくなります）。その状態から骨盤は動かないように注意して、身体の中心の軸を意識しながら上半身を左右にねじります。どちらかにまわす時に骨盤が一緒に動いてしまう側があると思います。この時に、できるだけ骨盤が動かないようにして身体をねじるのがポイントです。左右が同じ感覚でまわるようにしてみてください。左右10回ずつ行ってください。1日2セット行います。

左のイラスト（これはNG！）は悪い例。骨盤と身体が一緒にまわっています。

これはNG!

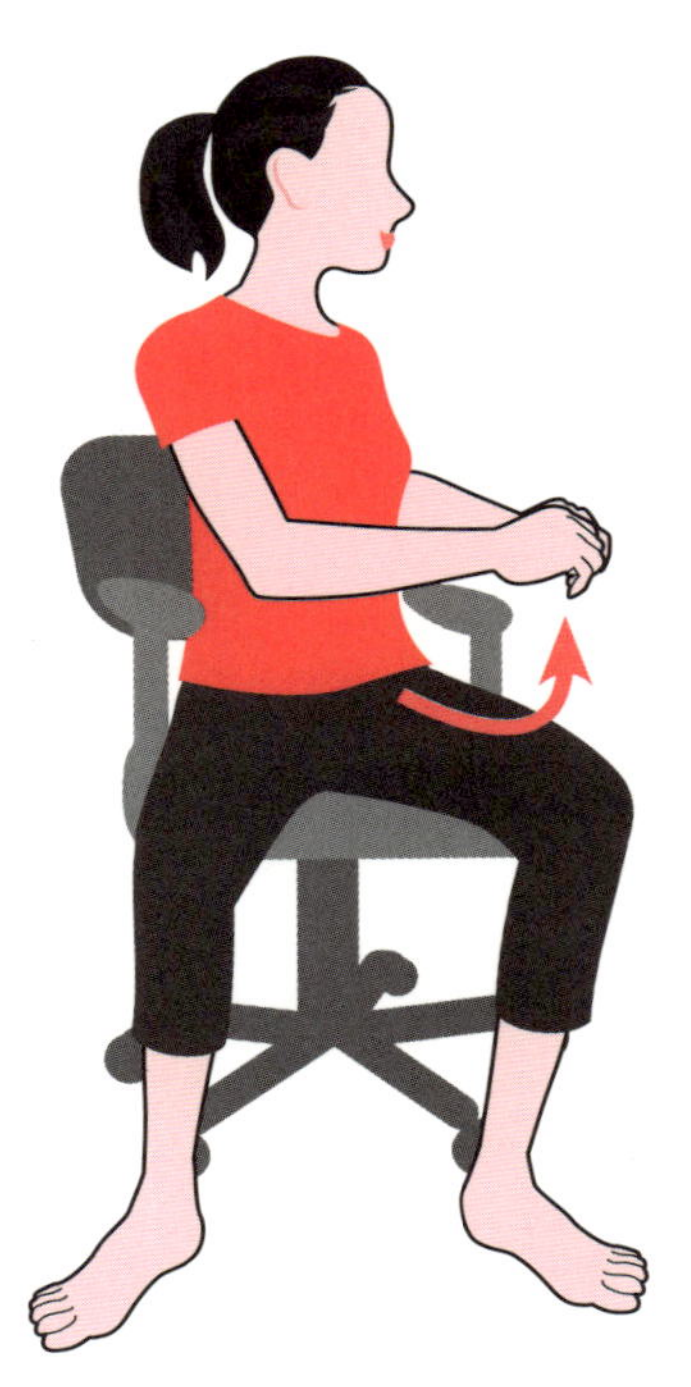

骨盤が身体とともにまわっています。

体幹ねじり

【会社で】

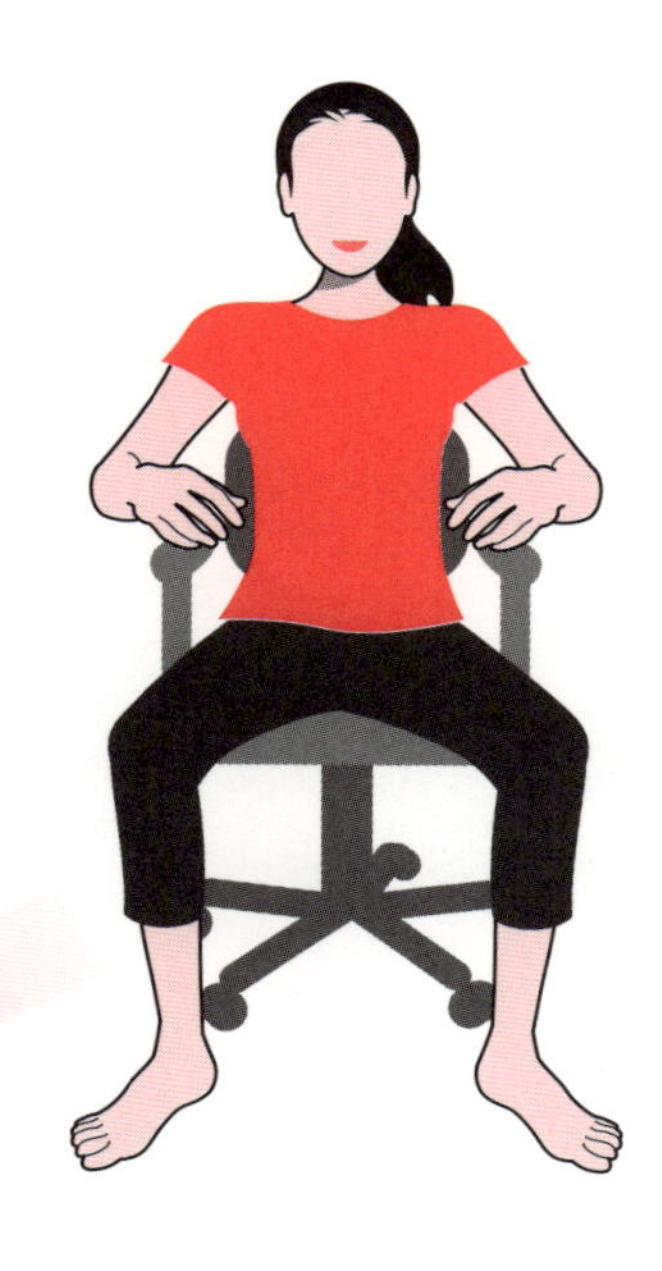

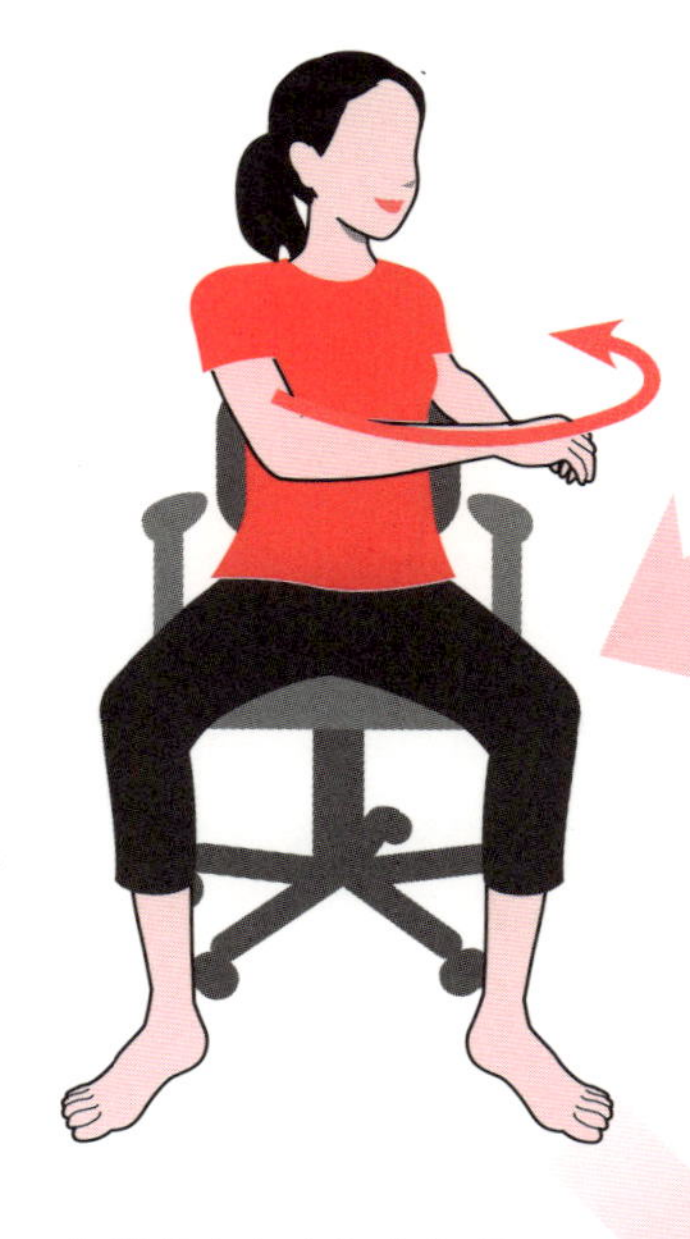

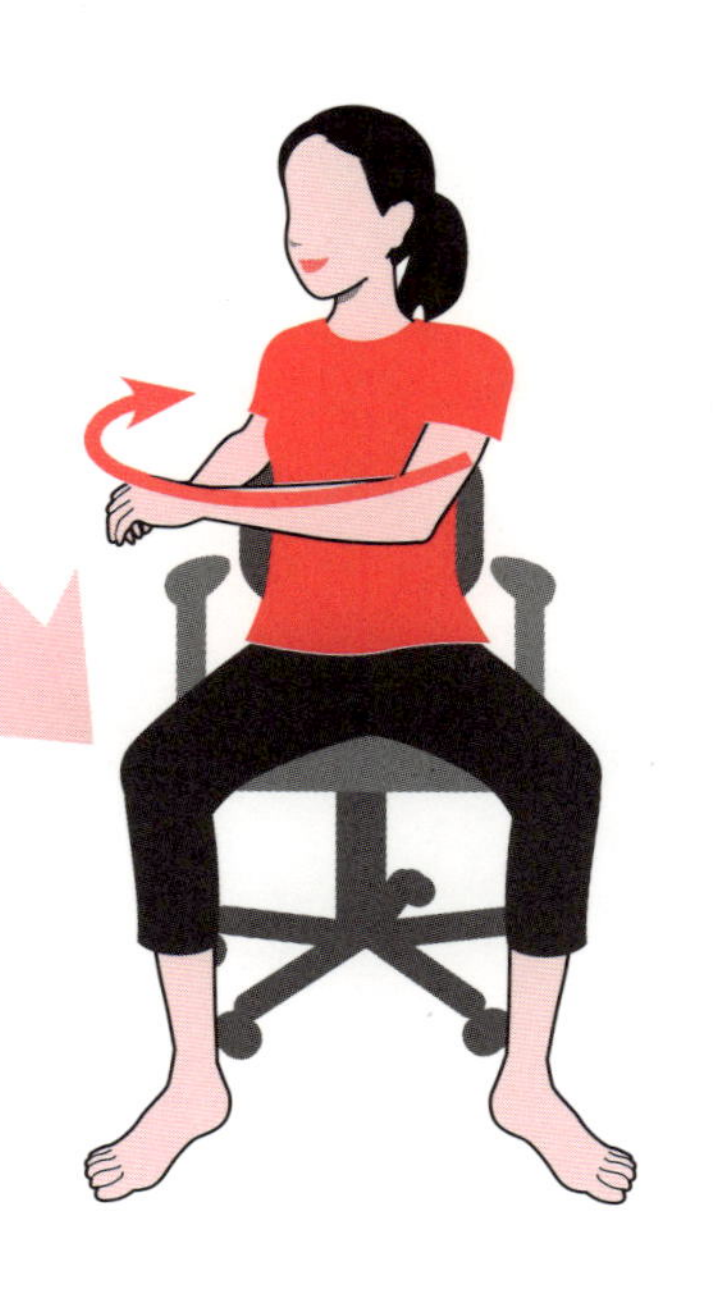

上半身を左右にねじります。骨盤は固定するように心がけます。

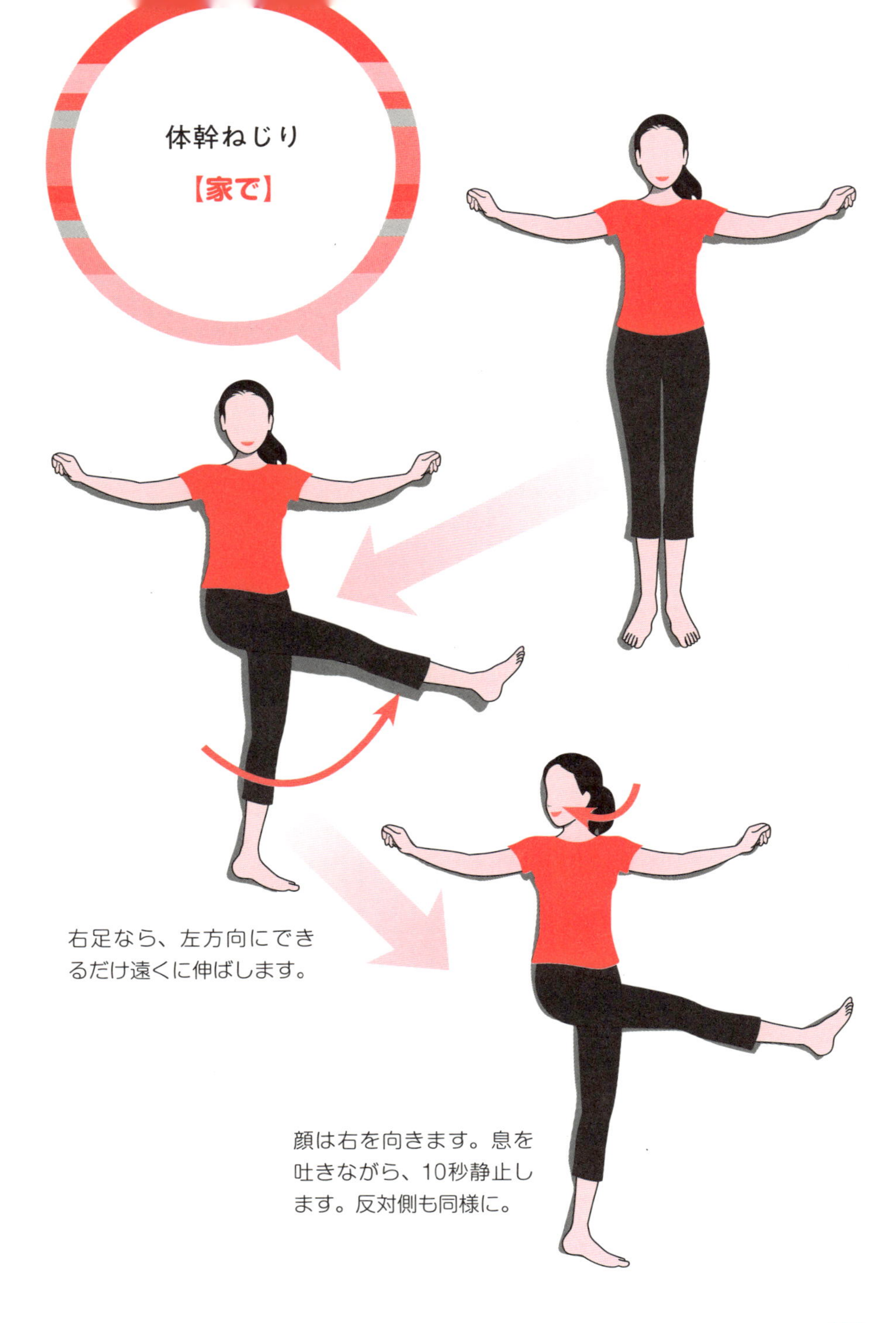
体幹ねじり
【家で】
右足なら、左方向にできるだけ遠くに伸ばします。
顔は右を向きます。息を吐きながら、10秒静止します。反対側も同様に。

次に、自宅でできるリリース法をお教えしましょう。

床に両手を横に広げて寝て、伸ばす側の足を反対方向にできるだけ遠くに伸ばしていきます。

その時に上半身が足について行かないように下腹に力を入れて、上を向いているようにしましょう。顔は足と反対方向を向きます。左右3回ずつを1セット、就寝前に行います。

手・腕のねじれ癒着に

手首から肘にかけてのこりや痛みに効果的です。

次ページのイラストのように、肘から手先にかけて反対の手で押さえながら外まわしします。

反対の手で筋肉をつかみ、抵抗を加えてまわしにくくさせてあげるのがポイントです。

押さえる部位を、イラストのように移動しながらリリースしていきましょう！

各部位10回ずつ行います。これを1日2セット行いましょう。

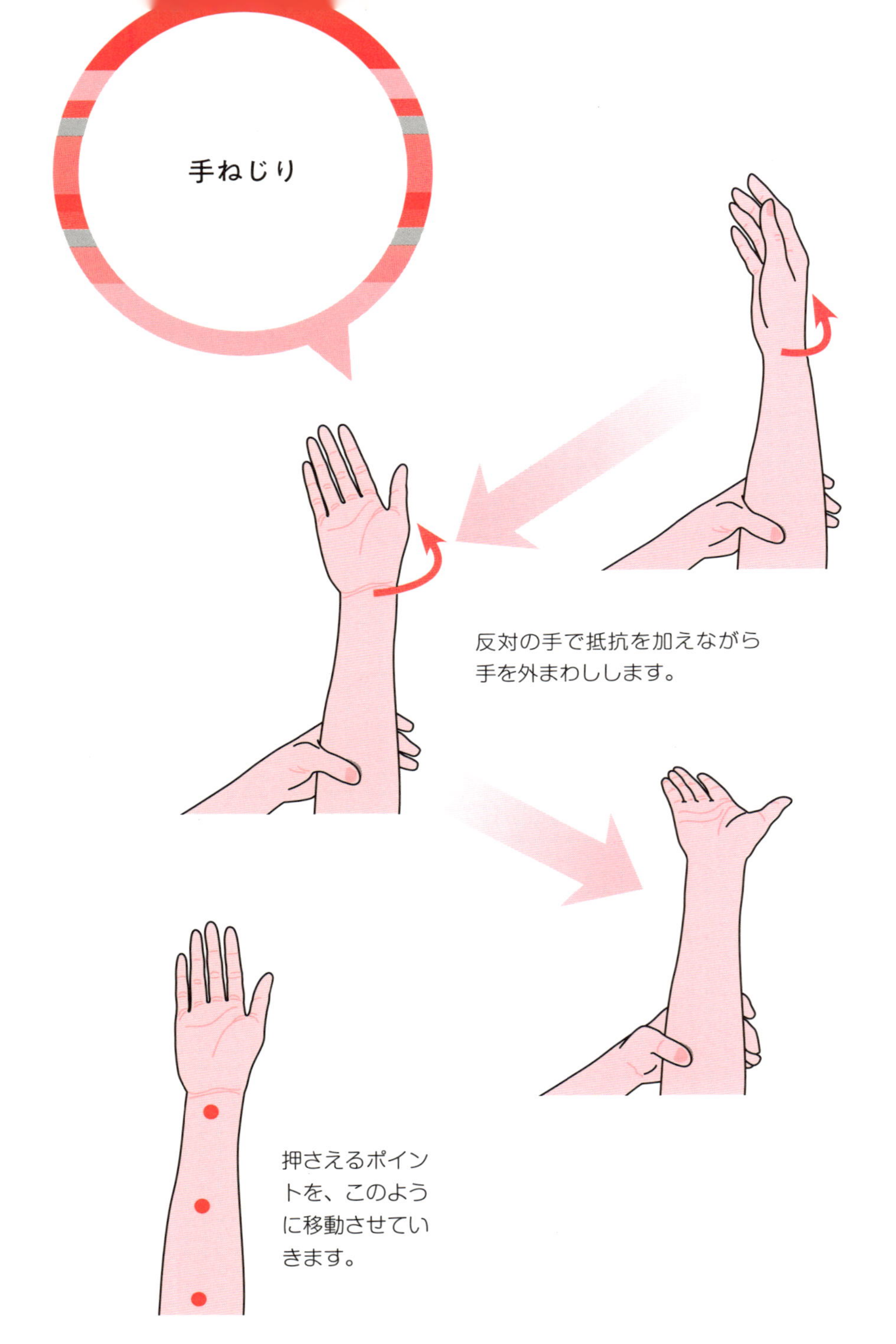
手ねじり
反対の手で抵抗を加えながら
手を外まわしします。
押さえるポイントを、このように移動させていきます。

足ねじり

ふくらはぎのねじれ癒着に

足のむくみや足首から膝にかけての痛みやだるさに効果的です。

足首から膝にかけての筋肉を軽く押さえて、足をまわします。押さえている手で抵抗を加え、足首がまわりにくくさせるのがポイントです。押さえる部位を、イラストのように移動しながら同じ一連の動きを行い、リリースしていきましょう！ イラストは外まわしですが、内まわしも行いましょう。左右の各部位、それぞれ10回ずつ、1日2セット行います。

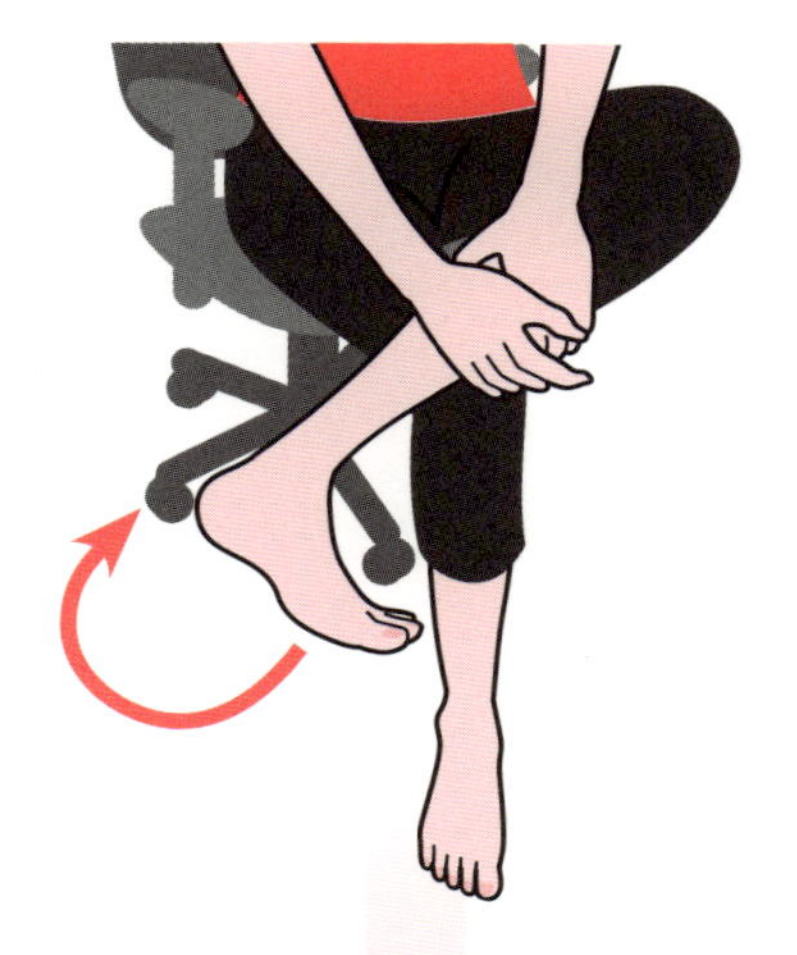

次ページへ

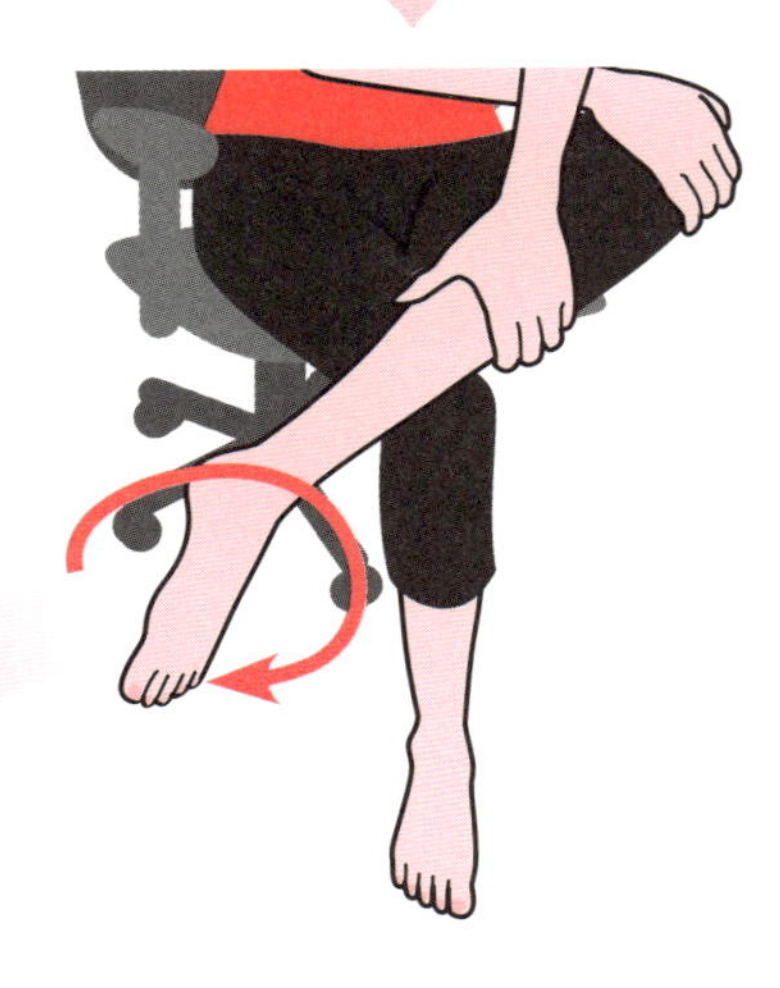

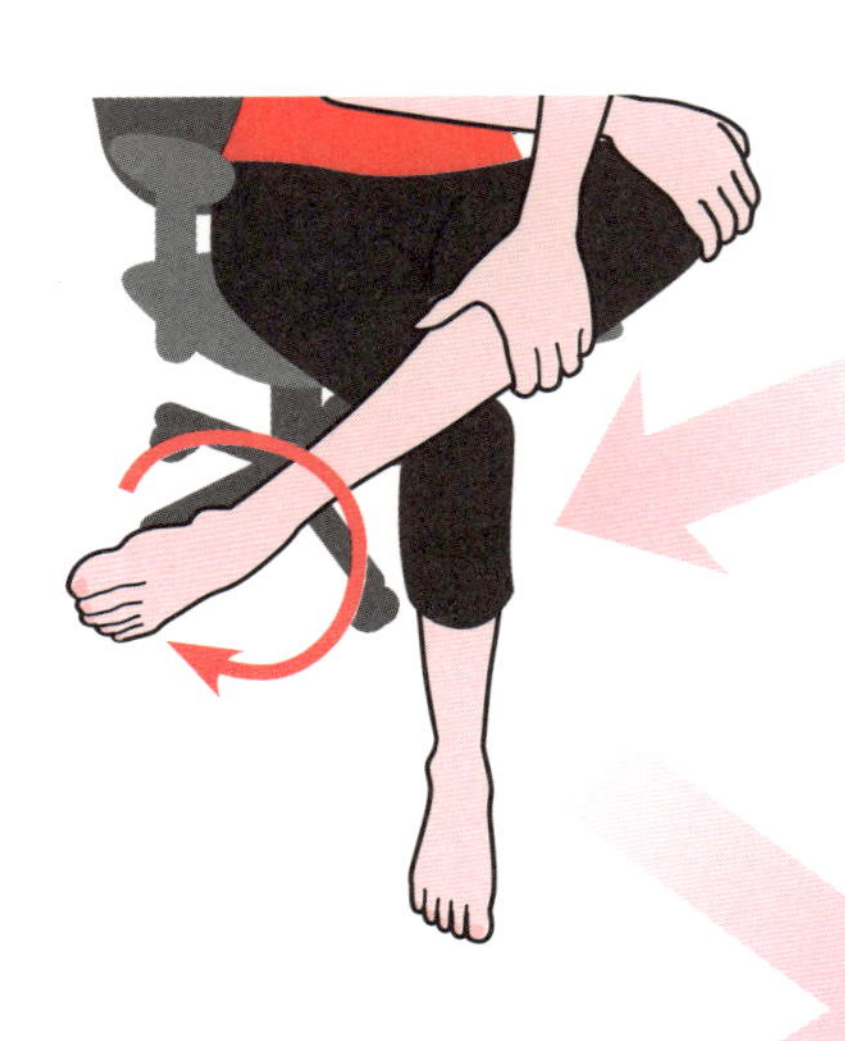

手で抵抗を加えながら足を外まわしします。足首は固定するようにします。内まわしも同様に。

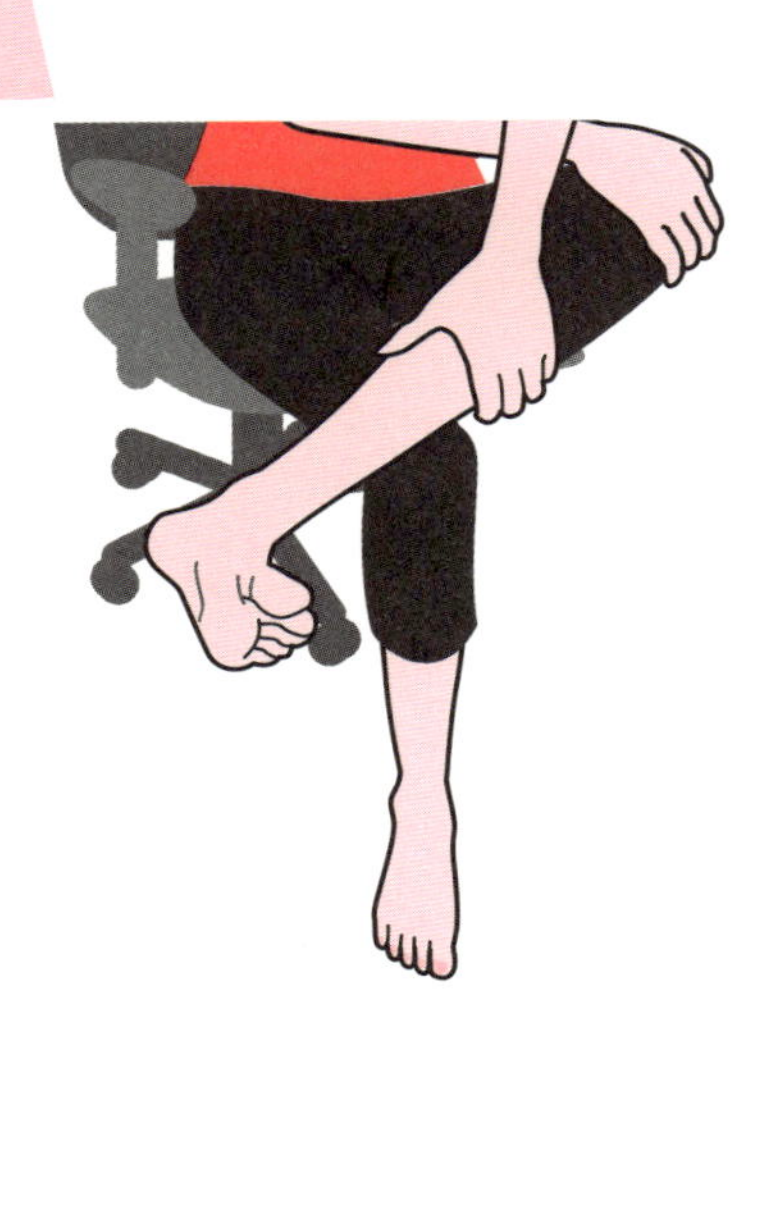

押さえるポイントを下のように移動させて、同じ動きを繰り返します。

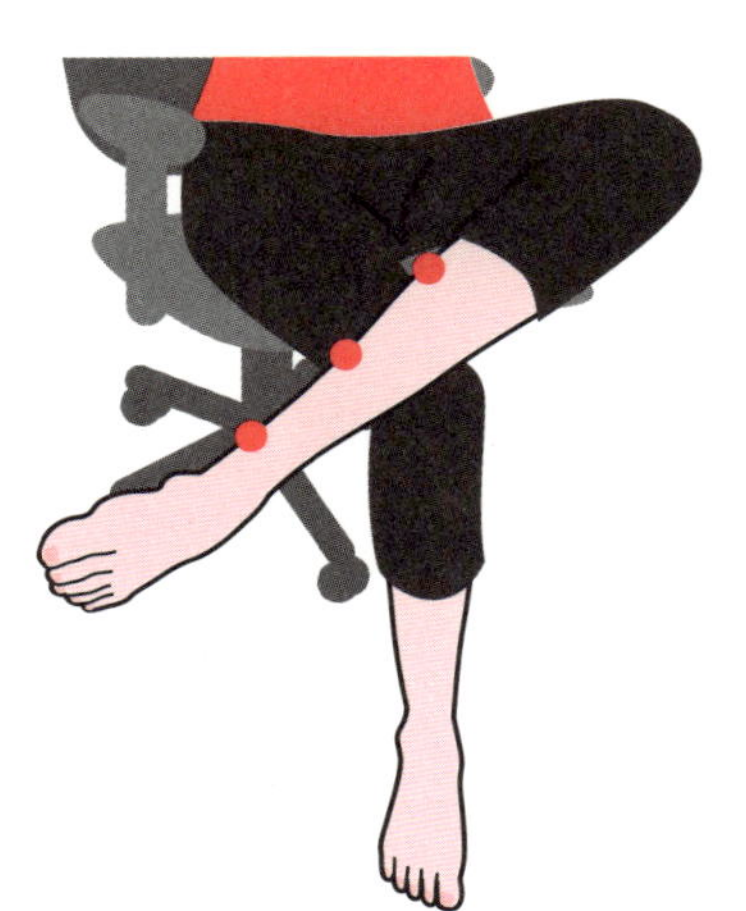

首から肩へのねじれ癒着に

3分ほどで終わるので、毎日の習慣にしていただきたい就寝前のフォーカスリリースです。パソコンやスマホを使いすぎた日には、特にオススメのリリース法です。

床の上にリラックスしてうつ伏せになります（ヨガマットやラグを敷いてもOK。ふとんやマットレスのように柔らかく、身体が沈み込むようなものはNG）。顔の部分には、小さくたたんだタオルを敷きます。その状態で首から顔を左右に向きます。痛みや違和感が出ない程度に、気持ちのいいところまで向いてみてください。向きにくい側は、肩が上に上がったりするので、肩は上がらないようにし、首から顔だけを横に向くように注意しましょう。横を向いたまま、1分ほどリラックスします。反対も同様に。就寝前に1セット行いましょう。

どちらか向きにくい側があるのに気づくと思います。ただ、その向きにくい側が、癒着が強いとは限りません。必ず、左右均等に1分ずつ行ってください。

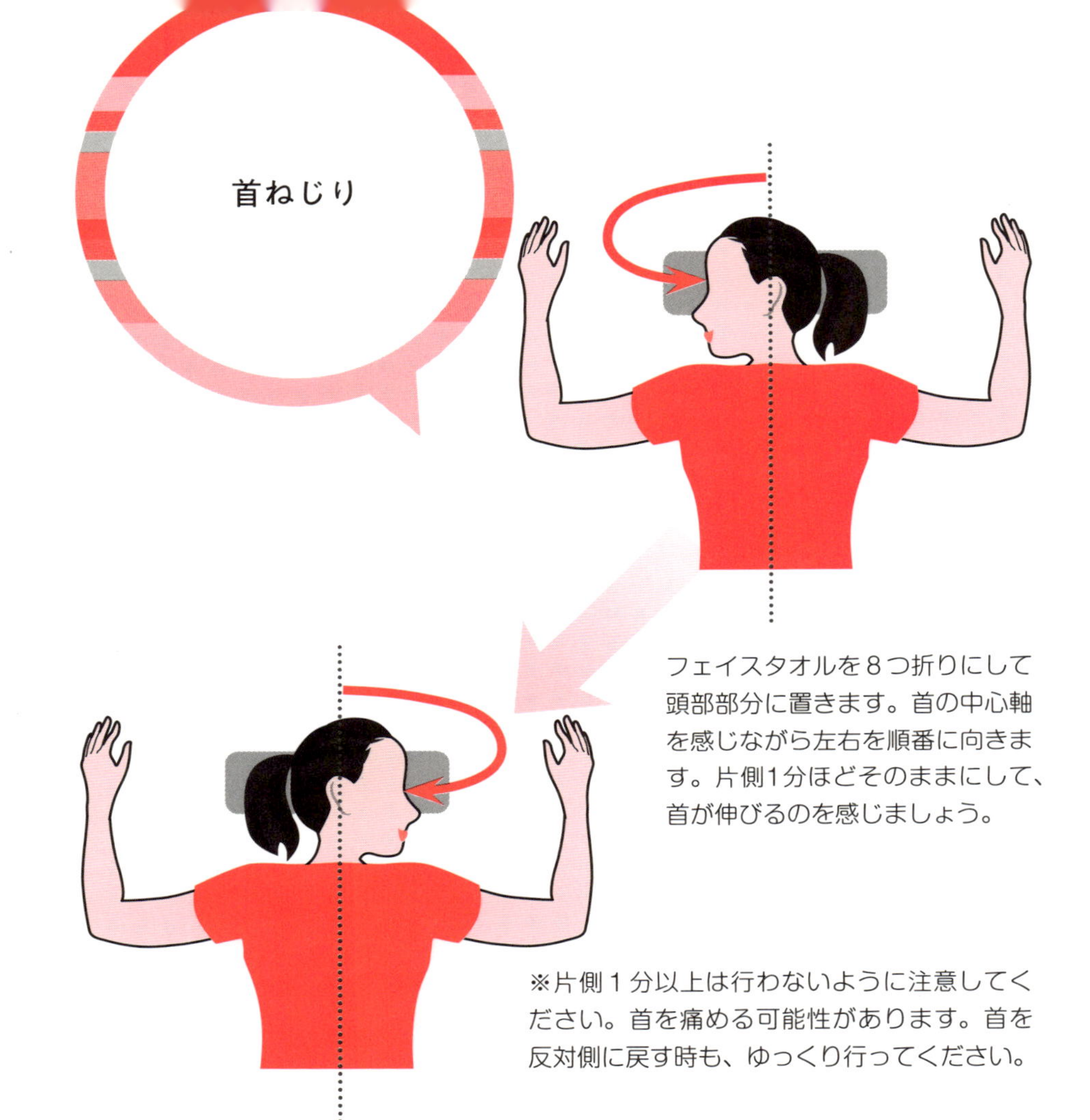

フェイスタオルを８つ折りにして
頭部部分に置きます。首の中心軸
を感じながら左右を順番に向きま
す。片側1分ほどそのままにして、
首が伸びるのを感じましょう。

※片側１分以上は行わないように注意してください。首を痛める可能性があります。首を反対側に戻す時も、ゆっくり行ってください。

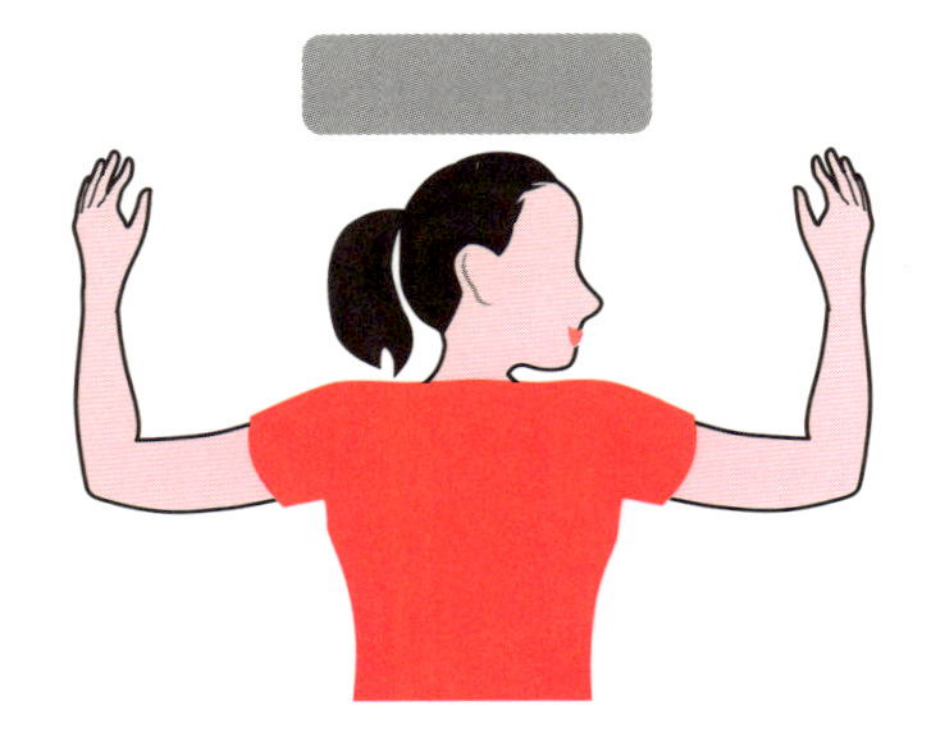

顔の部分のタオルはなくてもよいですが、効果はゆるやかになります。首が硬い人は、タオルを置かないで行ってください。

《カイロプラクティックを探す際の参考に》

●カイロプラクターの団体、組織、教育機関など

日本カイロプラクターズ協会(JAC)
WHO(世界保健機関)の登録NGO団体であるWFC(世界カイロプラクティック連合)の日本代表団体。会長は竹谷内啓介。
http://www.jac-chiro.org/

日本カイロプラクティック登録機構(JCR)
WHO(世界保健機関)基準に準拠した教育プログラムを終了したカイロプラクター登録試験の合格者を登録する独立組織。
http://www.chiroreg.jp/

東京カレッジオブカイロプラクティック(TCC)
日本で唯一国際基準のカイロプラクティック教育を行っている教育機関。
http://www.chiro.jp/

●筋膜の施術でオススメできるカイロプラクター

MAYAMAカイロプラクティック
〒030-0944 青森県青森市筒井(大字)八ツ橋1388-1 オリーブ ビル 1F 📞017-772-7262
間山浩之

ライフバランスカイロプラクティック松戸
〒271-0092 千葉県松戸市松戸1836
メグロビル 1F 2F 📞047-361-1233
児嶋俊樹

KIZUカイロプラクティックANNEX
〒103-0027 東京都中央区日本橋1-2-8
ニホンバシビル7F 📞03-3272-1339
近藤信男　佐藤圭太

KIZUカイロプラクティック二子玉川
〒158-0094 東京都世田谷区玉川3-25-15
やなぎやビル2F 📞03-5797-9439
古川 聖　西尾有貴　竹中伸太郎

二子玉川カイロプラクティックライフプラス
〒158-0094 東京都世田谷区玉川3-21-8
ジャルダン長崎305 📞03-6411-7478
原田勇人

アケダカイロプラクティック大井町
〒140-0011 東京都 品川区東大井5-13-11
アロハベレオ 1A 📞03-5461-1227
明田清吾

日本カイロプラクティックセンター目黒
〒141-0021 東京都品川区上大崎2-15-2
目黒ビジネスマンション201
📞03-3448-0264
綿引正信

Taka's カイロプラクティック
〒106-0045 東京都港区麻布十番2-16-5
ラピアッツァ麻布十番1006
📞03-6313-7123
丹野孝治

ケイズカイロプラクティックオフィス
〒135-0021 東京都江東区白河 1-7-18
ニュー清澄1011 📞03-5926-3345
五十嵐由樹

豊洲カイロプラクティック
〒135-0061 東京都江東区豊洲4-1-2
TOSKビル302 📞03-3536-7879
伊藤友円

エルカイロプラクティック武蔵小杉
〒211-0063 神奈川県川崎市中原区小杉町3-1501 セントア武蔵小杉7-205
📞044-722-3777
島谷佳之　八住基洋

リガーレ・カイロプラクティック横浜
〒220-0005 神奈川県横浜市西区南幸2-16-20
YKビル4F 📞045-313-9886
日野裕樹　佐々木 空

カイロプラクティックSEN
〒921-8001 石川県金沢市高畠2-6
📞076-291-1300
千田英昭

Motionカイロプラクティック
〒564-0053 大阪府吹田市江の木町2-33
第三梓ビル502 📞06-6337-1150
大瀧康修

あとがき

筋膜という言葉は、ここ数年、メディアで取り上げられることも増え、巷（ちまた）でよく目にするようになりました。

私たち、カイロプラクターが施術する現場では、人体解剖をするように実際にこの目で見ながら筋膜に接しているわけではありません。しかし、最近出版された書籍で、生体内視鏡でビデオ撮影をした筋膜の画像を目にする機会がありました。この画像でわかることは、筋膜は身体に縦横無尽（じゅうおうむじん）に張り巡らされており、水分に富んだ組織であるということです。その中に血管や神経などが包まれていて、これらの組織が人体に多大なる影響を与えていることも実感します。それらの組織に対して、セラピストたちには繊細な施術が要求されます。

しかし、解剖学的な知見ばかりにとらわれていると、実際の施術現場で遭遇する悪い状態の組織（長年の癒着組織）へのアプローチは難しいとも感じます。

本書で取り上げた「筋膜フォーカスリリース」は、実際に接してきた患者さんに施術してきた結果をもとに確立した効果的なメソッドです。

日常の生活で不調を起こした時には非常に効果がありますが、あくまで、対処法です。

不調の原因はどこにあるかと言うと、電子機器の使いすぎはもちろんのことですが、問題は本書で解説した通り、〝日常での偏（かたよ）った身体の使い方〟です。それが、筋膜の癒着をつくり出します。

あとがき

その偏った身体の使い方とは、言い換えれば〝関節の使い方〟とも言えます。筋肉・筋膜のすべてに関節が関与しているのですから、当たり前と言えば当たり前です。そして、それは正しい姿勢で関節を動かすということです。

体幹はもちろんのこと、頚椎、胸椎、腰椎、そして手・腕から足まですべての関節をニュートラルに使えれば（関節をゆがませることなく正常に動かせれば）、こりや痛みなどの辛い症状は起こりにくくなりますし、疲れにくい身体になるのです。

最後になりますが、執筆において2年の歳月を辛抱強くサポートしてくれた冬樹舎の佐藤敏子さん、ストレートネック研究でいつも身勝手なお願いにご協力いただいている寿町クリニック院長、脳神経外科の売野智之医師、レントゲン撮影や医療連携などでお世話になりっぱなしの聖路加国際病院整形外科医長、辻壮市医師、そして、セミナーを一緒に開催したり、タイムリーな論文を共有し、かつ筋膜フォーカスリリースについて適切なアドバイスをいただいている東京大学医学部附属病院地域医療連携部助教・循環器内科の稲島司医師に心より感謝申し上げます。

辛いこりや痛みを改善するために、本書を多くの方に活用していただければ、この上ない喜びであります。

２０１８年４月末日

木津直昭

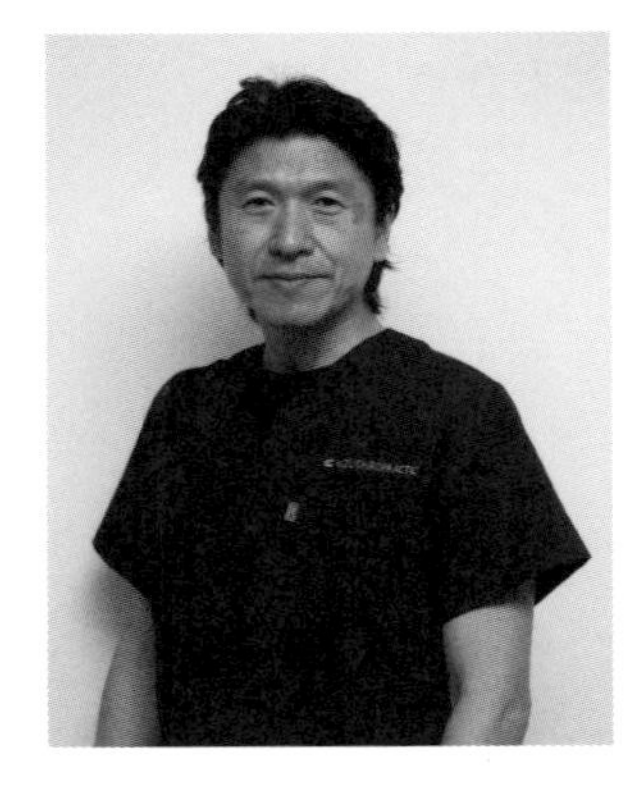

木津直昭(きづ・ただあき)

1962年東京都生まれ。1992年、東京・日本橋で開院し、現在、KIZUカイロプラクティックグループ代表院長。パソコン、スマホなどの電子機器が身体に及ぼす影響に早くから着目し、その障害をマウス症候群、スマホ症候群と名づけ、治療にあたってきた。特に筋膜に重きを置き、独自のメソッドを確立。これまで、のべ15万人に施術してきた。医師の信頼も厚く、整形外科医、脳神経外科医、内科医とともに現代人が抱える筋・骨格系の不調について研究を重ねる。雑誌、新聞、テレビなどにも多数出演。講演、勉強会などでの啓蒙活動にも力を入れている。

日本では数少ないWHO（世界保健機関）ガイドライン基準のカイロプラクター。日本カイロプラクターズ協会正会員、日本スポーツカイロプラクティック連盟正会員。カイロプラクティック健康科学士(豪州)、グラストンテクニック認定クリニシャン、マットピラティスインストラクター(BESJ)の資格も持つ。『究極の座り方』(文響社)、『血管を強くする歩き方』(共著、東洋経済新報社)など、著書多数。

即効リセット！ デスクで１分！ こりをねらってほぐす

筋膜フォーカスリリース

2018年8月4日　初版発行

著　者／木津直昭
発行者／佐藤敏子
発行所／冬樹舎
〒216-0023　神奈川県川崎市宮前区けやき平1-6-305
TEL 044-870-8126　FAX 044-870-8125
URL　http://www.toujusha.com/
発　売／サンクチュアリ出版
〒113-0023　東京都文京区向丘 2-14-9
TEL 03-5834-2507　FAX 03-5834-2508
URL　http://www.sanctuarybooks.jp/

印刷・製本／光写真印刷株式会社

ISBN978-4-86113-875-1
Printed in Japan